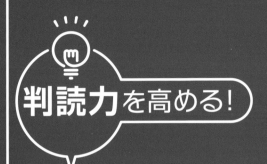

循環器超音波検査士への最短コース

判読力を高める！

監修 | **中谷 敏**
大阪大学大学院医学系研究科保健学専攻機能診断科学講座教授

編集 | **仲宗根 出**
医親会OBPクリニック臨床検査科

文光堂

●監 修

中谷　　敏　大阪大学大学院医学系研究科保健学専攻機能診断科学講座教授

●編　集

仲宗根　出　医親会OBPクリニック臨床検査科

●執筆者一覧（執筆順）

川井　順一　西神戸医療センター臨床検査技術部

紺田　利子　神戸市立医療センター中央市民病院臨床検査技術部

久保田義則　北播磨総合医療センター中央検査室

勝木　桂子　大阪大学医学部附属病院医療技術部臨床検査部門

幸山佳津美　国立循環器病研究センター臨床検査部

住田　善之　国立病院機構京都医療センター臨床検査科

橋本　修治　国立循環器病研究センター臨床検査部

水上　尚子　鹿児島大学病院超音波センター

西尾　　進　徳島大学病院超音波センター

監修のことば

　循環器診療にはいろいろな検査が使われていますが，その中でも心エコー図検査は心電図検査と並んで診療の要となるものです．心電図は電極を貼ってスイッチをオンにすれば誰が検査しても同じデータが出ます．一方，心エコー図検査は検者の熟練度によって得られる画像が異なる可能性があります．すなわち検者の力量いかんによっては十分な情報が得られないばかりか，時に誤診につながることさえあるのです．心エコー図検査は多くの施設で検査技師が中心になって行われているのではないでしょうか．そう考えると検査に携わる技師の責任は極めて重いと言わざるを得ません．したがって検査技師には日頃から自らの技量を高めるべく努力することが求められていると考えます．技量がある水準にまで達していることを確認する一つの方法が超音波検査士（公益社団法人日本超音波医学会）や心エコー図認定専門技師（一般社団法人日本心エコー図学会）といった資格の取得です．心エコー図検査に携わっている方は是非取得してほしいと思います．ところがこれまでこのような資格取得のための参考書や問題集はあまりありませんでした．

　そこでこのたび私のかつての同僚で超音波教育に多くの実績と並々ならぬ情熱を持っている仲宗根　出先生に本書「判読力を高める！　循環器超音波検査士への最短コース」をまとめていただきました．執筆者は仲宗根先生がその実力をよく知っているベテランの技師ばかりです．それぞれが豊富な経験を持っているので，ポイントを押さえた記載がたくさんの美しい画像とともに載っています．学問的にもレベルが高く，単なる資格試験のための問題集兼参考書というよりも常に座右においで使いたい心エコー図学の教科書にまでなっています．心エコー図検査技師資格試験の受験を考えている方，心エコー図検査に熟達したい方，最近の教科書に飽き足らない方，是非本書を手に取ってみてください．パラパラと数ページめくっただけで，この本こそが今自分に必要なものだ，と実感されるのではないでしょうか．

　さあ，この本でしっかり勉強して実力をつけてください．そして心エコー図検査のレベルを上げ，ひいては日本の循環器診療のレベルを上げていただくよう強く希望します．

中谷　敏

序文

　超音波検査法は患者への侵襲がなく，安全で簡便な検査法として医療現場に広く普及し，身体の各領域において専門化が進み高度な検査技術はもとより高度な画像読影能力も必要とされるようになった．これらのスキルレベルのチェック法の一つとして各種認定試験などが行われている．

　本書は超音波検査におけるスキルアップのファーストステップとして「超音波検査士認定試験（循環器領域）臨床編」への対策を第一目的として作成されている．しかし，その目的を達成する過程で超音波画像データの判読能力も高められ日常臨床においても非常に役立つものとなっていると確信する．

　認定試験はその性質上超音波画像に対する所見判読知識を問うものが多く，病態や治療方法，手術方式などの詳細は対象外となる．ただしガイドラインに関連して手術適応の判断基準に関係する所見や，所見から推定される病名などは試験対象となる．

　最近の認定試験では消去法による絞り込みが困難な出題傾向となり，超音波画像の所見を的確に読み取る能力が求められている．したがって，本書では達成目標を
- 画像に対する所見判読
- 所見からの病名推定
- 画像・ドプラ情報からの定量評価（画像からのマニュアル計測）
- 症状からの病名推定
- 症状と画像からの病名推定
- 経食道心エコーの方法論および画像判読
- 負荷心エコー（運動負荷法や薬物負荷法）の方法論および判定
- 心疾患に関連のある大血管疾患，頸動脈疾患，静脈疾患の画像所見判読

などに的を絞り，教科書的な病態や治療方法などは成書に譲る．

　なお，定量評価では超音波装置組み込みプログラムでなければ算出に時間を要する評価方法は省くが，短時間で算出可能な評価方法はマニュアル算出できるような内容としている．言い換えれば定量評価のための計算式の計算根拠が理解できるように解説した．また，装置組み込みプログラムからの計測結果値が提供された場合，その計測結果値から重症度などの判読が行え，各種診断ガイドラインに対応しやすい知識が習得できる解説となっている．

　本書を手に取る読者は日常業務においてある程度の知識や技量がある読者と推察されるため初歩的な説明は省いているが，小施設に勤務されている読者の中に

は経験する症例数が少なく，かつ指導してくれる諸先輩もおらず，かといって講習会や学会に参加する時間的余裕もない方も少なくないと思われる．したがって，本書では検査士認定試験に出題されそうな基本的な症例（まれな症例は除く）は可能な限り多く取り上げ，それらの判読に必要な知識も網羅した．本書を利用することで独学でも検査士認定試験に合格できる知識が得られるとともに，臨床の現場で即戦力となるスキルも身につくと信じている．

　最後に，お忙しい中本書の執筆に携わっていただいた先生方に深く感謝します．
　本書が循環器領域の超音波検査士認定試験受験者および日常臨床で心エコー図検査を行っている多くの方々の一助となれば幸いである．

仲宗根　出

CONTENTS

1章 弁膜疾患 （川井順一）

1. 僧帽弁狭窄症の判読ポイント——1
2. 僧帽弁閉鎖不全症の判読ポイント——4
3. 大動脈弁狭窄症の判読ポイント——13
4. 大動脈弁閉鎖不全症の判読ポイント——21
5. 三尖弁疾患の判読ポイント——27
6. 感染性心内膜炎の判読ポイント——31

2章 冠動脈疾患 （紺田利子）

1. 局所壁運動異常——47
2. 左室の区分と冠動脈支配領域——49
3. 冠動脈疾患の主な検査項目——50
4. 虚血以外の原因による壁運動異常との鑑別——50
5. 心筋梗塞に伴う合併症——51
6. 冠動脈血流——57

3章 大動脈疾患 （久保田義則）

1. 大動脈瘤の判読ポイント——65
2. 大動脈解離の判読ポイント——67
3. 大動脈閉塞性病変の判読ポイント——68
4. 腹部分枝動脈病変——68
5. 画像・ドプラ情報からの定量評価——68
6. 所見や症状からの病名推定——69

4章 心膜・心筋疾患 （勝木桂子）

1 心膜液貯留の判読ポイント──73
   a 心タンポナーデの診断──73
2 収縮性心膜炎の判読ポイント──74
3 心筋疾患──74
   a 肥大型心筋症の判読ポイント──75
   b 左室肥大を呈するその他の心筋症──78
   c 拡張型心筋症の判読ポイント──79
   d 拡張型心筋症に類似した心筋症──81
   e その他の心筋症──82

5章 先天性心疾患 （幸山佳津美）

1 心房中隔欠損（ASD）の判読ポイント──85
2 心室中隔欠損（VSD）の判読ポイント──87
3 動脈管開存（PDA）の判読ポイント──91
4 Follot四徴（TOF）の判読ポイント──93
5 Ebstein奇形の判読ポイント──95
6 不完全型房室中隔欠損（incomplete AVSD）の判読ポイント──95
7 修正大血管転位（C-TGA）の判読ポイント──95
8 三心房心（coa triatriatum）の判読ポイント──97
9 単純性（成人型）大動脈縮窄（CoA）の判読ポイント──97

6章 心機能評価 （住田善之）

1 心機能とは──101
2 左室収縮機能評価──101
3 左室拡張機能評価──104
4 右室機能評価──107
5 肺高血圧症──109
6 Tei Index──111

7章 負荷心エコー　（橋本修治）

1. 負荷心エコーとは——115
2. 負荷心エコー検査の適応——115
3. 運動負荷心エコー検査——116
4. 薬物負荷心エコー検査——117
5. 負荷心エコー検査の中止基準——118
6. 負荷心エコー検査の実際——118
7. 負荷心エコーの方法——119
8. 目的別評価——121
9. 負荷心エコー検査に必要とされる知識と技術——125

8章 経食道心エコー　（水上尚子）

1. 経食道心エコー法とは——129
2. 検査の適応と禁忌——129
3. 検査の流れ——130
4. プローブ——130
5. 経食道心エコー法で得られる断面——131
6. 経食道心エコー法が有用な疾患——133

9章 心臓腫瘍　（西尾　進）

1. 心臓腫瘍の疫学——141
2. 心臓腫瘍の判読ポイント——141
   a. 心臓粘液腫——141
   b. 乳頭状線維弾性腫——142
   c. 転移性心臓腫瘍——143
   d. 癌性心膜炎——143
   e. 悪性の原発性心臓腫瘍——144
3. まとめ——144

索引——147

●本書で使用した略語｜**Ao**：aorta 大動脈，**LA**：left atrium 左房，**LV**：left ventricle 左室，**RA**：right atrium 右房，**RV**：right ventricle 右室

弁膜疾患

1 僧帽弁狭窄症の判読ポイント

- 僧帽弁狭窄症の原因は，ほとんどリウマチ性僧帽弁狭窄である．
- 動脈硬化性僧帽弁狭窄では，僧帽弁輪部の石灰化，弁尖の変化がみられるが，弁下部組織の変性を合併していることは少ない．
- 僧帽弁狭窄症では，僧帽弁の開放制限によって左房から左室への血液流入障害が生じる．病状が進行すると，左房圧の上昇に伴って肺高血圧症が生じて，右心系の拡大が生じる．
- 左房が拡大すると心房細動が発生し，左房内血栓が生じることがある．

a 僧帽弁形態・弁下部組織の観察

● 僧帽弁形態の観察
- 断層心エコー法で観察すると僧帽弁の形態は，交連部の癒合，弁の肥厚，弁下部組織の変性（肥厚，短縮，癒合）を認める．
- 前尖の可動性は，拡張期に前尖が左室側に膨らむような形態（ドーミング）を呈する（図1a）．可動性の低下が弁尖に限局しているとドーミングが大きいが，弁腹から弁輪まで進行するとドーミングは減少し，さらに進行するとドーミングは消失する．
- 後尖の可動性は低下して，左室後壁に対し直立したようになる．

● 弁下部病変の観察
弁下部の描出は，傍胸骨左室長軸断面からやや

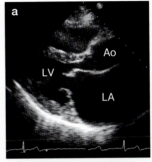

傍胸骨左室長軸断面

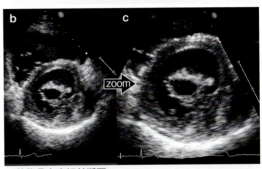

傍胸骨左室短軸断面　　　　拡大画像
（僧帽弁レベル）

図1■ 僧帽弁形態の観察
a：左室長軸断面を描出して，僧帽弁の肥厚や石灰化を観察する．
b：僧帽弁短軸断面を描出して，僧帽弁の肥厚や石灰化，交連部の癒合を観察する．
c：僧帽弁を拡大すると詳細な観察が可能である．

心尖部方向へプローブを移動させ，前後の乳頭筋とそれに連なる腱索を描出して，弁下部の肥厚と短縮の程度を観察する（図2）．

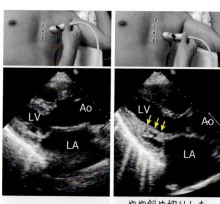

図2■弁下部病変の観察
弁下部の観察は，通常の左室長軸断面からやや心尖部方向へプローブを移動させ，前後の乳頭筋とそれに連なる腱索を描出して，弁下部の肥厚と短縮の程度を評価する．

表1■Wilkinsのエコースコア

重症度	弁の可動性	弁下部組織変化	弁の肥厚	石灰化
1	わずかな制限	わずかな肥厚	ほぼ正常（4〜5 mm）	わずかに輝度亢進
2	弁尖の可動性不良，弁中部，基部は正常	腱索の近位2/3まで肥厚	弁中央は正常，弁辺縁は肥厚（5〜8 mm）	弁辺縁の輝度亢進
3	弁基部のみ可動性あり	腱索の遠位1/3以上まで肥厚	弁膜全体に肥厚（5〜8 mm）	弁中央まで輝度亢進
4	ほとんど可動性なし	全腱索に肥厚，短縮は乳頭筋まで及ぶ	弁全体に強い肥厚（>8〜10 mm）	弁膜の大部分で輝度亢進

（文献1）より引用改変）

● PTMC適応の評価

経皮（経静脈）的僧帽弁交連裂開術 percutaneous transluminal (transvenous) mitral commissurotomy (PTMC) の適応を評価するために，経胸壁心エコー検査によるWilkinsのエコースコアが報告されている．Wilkinsのエコースコアでは，4項目について1〜4点に分類し，合計点が8点以下であればPTMCの適応としている（表1）[1]．

ⓑ 僧帽弁狭窄症の重症度評価

1) 僧帽弁口面積

● プラニメトリ法（トレース法）

僧帽弁短軸断面から弁口内周をトレースすることにより，僧帽弁口面積 mitral valve area (MVA) を計測する（図1b, c）．

〈計測方法〉
ⅰ) 傍胸骨左縁アプローチから僧帽弁短軸断面を描出する．
ⅱ) 僧帽弁口が最大開放する拡張早期の時相で，僧帽弁短軸断面の弁尖先端レベルの拡大画像を描出する．
ⅲ) 弁口内周をトレースしてMVAを計測する．

＊トレース法による計測の注意点

MVAを弁腹レベルで計測すると過大評価するため，僧帽弁の弁尖先端レベルで計測する（図3）．

● PHT法

- Hatleら[2]は，経験的に拡張早期での左房—左室間最大圧較差が半分になるまでの時間 pressure half time (PHT) が220 msecのときに，MVAが約1.0 cm^{2}に相当することを報告した．
- PHTは左房—左室間最大圧較差が半分になるまでの時間であり，圧較差は簡易Bernoulliの式から速度の2乗に比例する．したがって，僧帽弁を通過する最大血流速度（V_{max}）の$1/\sqrt{2}$になるまでの時間を計測する．（図4）．

〈計測方法〉
ⅰ) 心尖部四腔断面を描出し，カラードプラ法によって僧帽弁通過血流を描出する．
ⅱ) 連続波ドプラ法にて記録した僧帽弁通過血流速波形の傾きに沿って接線を引いて，最大血流速度からその$1/\sqrt{2}$（≒0.7）になるまでの時間（PHT）を計測する．
ⅲ) 以下の経験式にPHTを代入して，MVAを算出する．

$$MVA\,[cm^2] = 220/PHT$$

【試験対策】

ドプラ画像の画像スケール情報や計測値が与えられたときにはマニュアル計算で弁口面積を算出できるようにする．

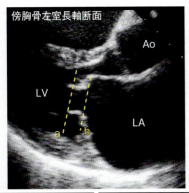

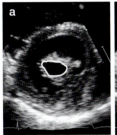 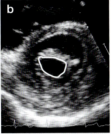

図3 ■ MVA 計測の注意点

MVA の計測では，弁腹レベルで計測すると過大評価する（b）ため，弁尖の先端レベルで計測できるような断面設定をする（a）．

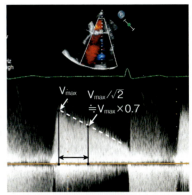

図4 ■ PHT による MVA の計測方法

PHT は僧帽弁口レベルでの最大圧較差が半分になるまでの時間である．簡易 Bernoulli の式から圧較差は速度の2乗に比例することから，僧帽弁を通過する最大血流速度の $1/\sqrt{2}$（≒ 0.7）になるまでの時間（PHT）を計測する．

連続波ドプラ波形

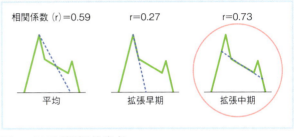

図5 ■ PHT 計測の注意点

拡張早期が尖鋭な波形を伴うものについては，拡張中期のスロープに接線を引くのが最も相関が良いことが報告されている．

（文献3）より引用）

＊PHT法によるMVA計測時の注意点
- PHT法は経験値から得られた式であり，理論的背景がないことから僧帽弁狭窄症でない場合には適用できない[2]．
- PHTを計測する際は僧帽弁通過血流速波形の傾きに沿って接線を引くが，拡張早期に突出波形があれば，それを無視して拡張中期の波形の傾きに沿って接線を引くようにする（図5）[3]．
- PHTは僧帽弁通過血流量に依存するため血行動態の影響を受ける．
- 心房細動では短い拡張期波の計測は避け，異なる心拍の波形を計測して平均値を用いる．

(試験対策)

以下に示した具体的な血行動態の影響について理解しておく．
① 高度の僧帽弁逆流を合併した場合
　→僧帽弁通過血流が増加するためPHTは延長し，MVAを過小評価する．
② 高度の大動脈弁逆流を合併した場合
　→左室拡張期圧が急速に上昇するためPHTは短縮し，MVAを過大評価する．
③ 頻脈の場合
　→拡張期が短縮するためPHTは短縮し，MVAを過大評価する．

● 連続の式による方法
- 質量保存の法則に基づいて「左室流出路通過血流量と僧帽弁通過血流量は等しい」という関係式から算出される．

〈算出手順〉
ⅰ）左室流出路通過血流量の算出（大動脈弁狭窄症の項を参照）
ⅱ）僧帽弁通過血流速波形の時間速度積分値の計測
　計測方法：連続波ドプラ法によって心尖部四腔断面から記録した僧帽弁通過血流速波形を

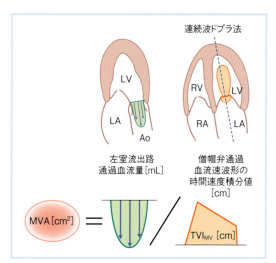

図6 ■ 連続の式による方法を用いたMVAの計測方法
MVAは，左室流出路通過血流量を僧帽弁通過血流速波形の時間速度積分値で割ることで算出できる．

トレースして，時間速度積分値（TVI_{MV}）を計測する（図6）．

ⅲ）連続の式に代入してMVAを算出

$$MVA [cm^2] = 左室流出路通過血流量/TVI_{MV}$$

＊連続の式による方法の注意点

中等度以上の弁逆流（大動脈弁，僧帽弁）が存在すれば，MVAは影響を受ける．
- 中等度以上の大動脈弁逆流を合併した場合
  →MVAを過大評価する．
- 中等度以上の僧帽弁逆流を合併した場合
  →MVAを過小評価する．

2）左房─左室間平均圧較差

- 左房─左室間平均圧較差は，僧帽弁狭窄症の重症度を反映する指標である．
- 高度の僧帽弁狭窄症ではアーチファクトの影響でMVAを正確に計測することが困難な場合には，特にこの指標を参考にする．

〈計測方法〉
ⅰ）心尖部アプローチから心尖部四腔断面を描出する．
ⅱ）カラードプラガイド下で，連続波ドプラ法にて記録した僧帽弁通過血流速波形の辺縁をトレースすると，左房─左室間平均圧較差が算出される．

＊左房─左室間平均圧較差の注意点
- 左房─左室間平均圧較差は，血行動態（血流量，心拍数など）の影響を受ける．
- 心房細動では，短い拡張期波の計測は避け，異なる心拍の波形を計測して平均値を用いる．

● 僧帽弁狭窄症の重症度分類

「弁膜疾患の非薬物治療に関するガイドライン（2012年改訂版）」[4]による僧帽弁狭窄症の重症度分類を表2[5]に示す．

c 僧帽弁狭窄症様血行動態を呈する疾患例

● 左房粘液腫（LA myxoma）

左房粘液腫の中で大きなものでは僧帽弁口部に嵌頓する（図7）と，弁の変性がなくても僧帽弁狭窄症と血行動態が類似してくる．左房粘液腫の特徴を以下に示す．
- 心臓原発性の良性腫瘍の中で最も多い．
- 発生部位は左房中隔卵円窩付近が最も多い．
- 形態的な特徴は有茎性である．
- 左房内血栓や転移性腫瘍などとの鑑別を要する．

2 僧帽弁閉鎖不全症の判読ポイント

- 僧帽弁複合（弁尖，腱索，乳頭筋，弁輪，左房，左室）のいずれかが何らかの異常をきたすと僧帽弁閉鎖不全症（僧帽弁逆流）を生じる．
- 僧帽弁逆流には，一次性（器質性）僧帽弁逆流と二次性（機能性・虚血性）僧帽弁逆流がある（表3）．
- 急性僧帽弁逆流の原因には，虚血性心疾患における乳頭筋断裂，感染性心内膜炎による弁破壊，心筋炎による急激な左室拡大などがある．

a 僧帽弁逆流の原因

- Carpentierらは，僧帽弁逆流の原因を弁葉運動に基づいて分類している．この分類では僧帽弁逆流の原因は，弁葉運動の増大である弁尖逸脱 leaflet prolapse（type Ⅱ：increased leaflet motion）と弁葉運動の減少である弁尖可動制限（type Ⅲ：restricted leaflet motion）があり，正常弁葉運動（type Ⅰ：normal leaflet motion）を

表2 ■ 僧帽弁狭窄症の重症度分類

	軽度	中等度	高度
僧帽弁口面積（MVA）	$> 1.5\,cm^2$	$1.0 \sim 1.5\,cm^2$	$< 1.0\,cm^2$
左房―左室間平均圧較差	$< 5\,mmHg$	$5 \sim 10\,mmHg$	$> 10\,mmHg$
収縮期肺動脈圧（右室圧）	$< 30\,mmHg$	$30 \sim 50\,mmHg$	$> 50\,mmHg$

（文献5）より引用改変）

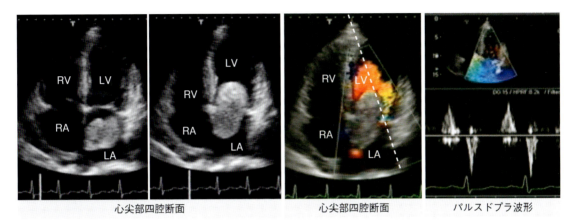

心尖部四腔断面　　　　　　　　　　心尖部四腔断面　　　　　パルスドプラ波形

図7 ■ 左房粘液腫の血行動態
症例は，63歳男性で左房粘液腫と診断された．左房内には巨大な腫瘤エコーが認められ，僧帽弁口部に嵌頓している．

表3 ■ 僧帽弁逆流の原因疾患（代表例）

一次性僧帽弁逆流
・僧帽弁逸脱 ・リウマチ性 ・感染性心内膜炎
二次性僧帽弁逆流
・心筋梗塞 ・拡張型心筋症
その他（機序が確立されていない）
・肥大型心筋症 ・アミロイドーシス

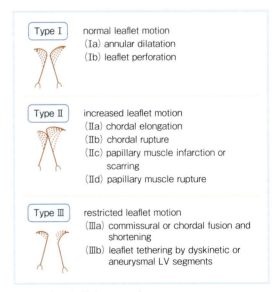

図8 ■ 僧帽弁逆流の原因（modified Carpentier classification）
Carpentierらは僧帽弁逆流の原因を弁葉運動に基づいて分類している．Carpentierの分類に二次性僧帽弁逆流の原因であるtetheringが加えられた分類も報告されている．

（文献6）より引用改変）

加えた3つに分類している．
- Carpentierの分類に二次性僧帽弁逆流の原因であるテザリングtetheringが加えられた分類modified Carpentier classificationも報告されている（図8）[6]．
- これらの分類によって，僧帽弁逆流の各病変に応じた外科的治療の術式が整理されている．

以下に，代表的な疾患の心エコー図について解説する．

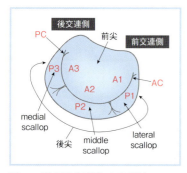

図9 ■ 僧帽弁各部位の表記法
左室側から見た図で,経胸壁心エコー図と同じオリエンテーションである.僧帽弁各部位の表記は,Carpentierらが提唱した僧帽弁の解剖学的名称が使用され,内科医や外科医の相互理解が得られるような簡略化されたものとなっている.

図10 ■ 断層心エコー法による逸脱部位の同定方法 [症例:僧帽弁逸脱症 (P2)]
① 左室長軸断面で逸脱を観察し,逸脱部位が前尖か後尖かを同定する.
② 僧帽弁短軸断面で正確な逸脱部位,範囲を同定する.
③ 心尖部アプローチでは,心尖部二腔断面を中心に心尖部長軸断面,心尖部四腔断面を描出して,各断面を関連づけながら逸脱部位を評価する.

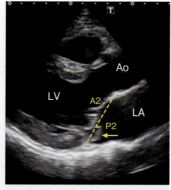
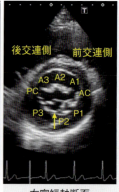

左室長軸断面　　　左室短軸断面(僧帽弁レベル)

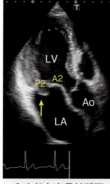
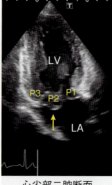
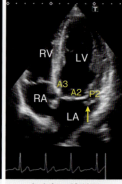

心尖部左室長軸断面　心尖部二腔断面　心尖部四腔断面

1) 僧帽弁逸脱症(typeⅡ)

　僧帽弁各部位の表記はCarpentierらが提唱した僧帽弁の解剖学的名称が用いられる.これは,内科医や外科医の相互理解が得られるような簡略化されたものである(図9).

● 逸脱部位の同定
- 傍胸骨左室長軸断面によって,前尖,後尖または両尖が収縮期に弁輪線を越えて左房側に落ち込むことで診断される.
- 傍胸骨左室短軸断面によって,逸脱部位および範囲について観察する(図10).
- カラードプラ法を併用することで,より正確な逆流部位の診断が可能である.すなわち,加速血流acceleration flowの位置から逸脱部位を同定する.また,逆流ジェットは逸脱部位と逆方向に吹きつけることから,逆流ジェットの方向から逸脱部位を同定することができる(図11).
- 逸脱の逆流ジェットはしばしば偏位しており,1断面で逆流ジェット全体をとらえることは困難である.このような場合には心尖部アプローチを含めた多断面を描出して,逆流ジェットの全体像の観察するようにする(図12).

＊逸脱部位の同定の注意点
- 弁の形態は粘液腫様変性myxomatous degenerationを呈することが多いので,逸脱の評価だけでなく,弁の性状についても観察する.
- 逸脱部位を同定する際には主な病変部位であるmajor lesionのみに注目してしまいがちであるが,minor lesionも見逃さないように注意する.

● 腱索断裂の観察(図13)
- 腱索断裂によって逸脱をきたしている場合は,弁尖は大きく左房内に落ち込む.
- 断層心エコー法では,可動性を有する断裂した

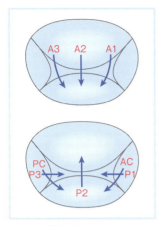

図11 ■ 逆流ジェットの方向
逆流ジェットは,逸脱部位と逆方向に吹きつける.また,交連部(PC, AC)は斜め下方向に吹き付ける.

図12 ■ カラードプラ法による逸脱部位の同定方法(図10と同症例)
① 加速血流 acceleration flow の位置から,逸脱部位を同定する.
② 逆流ジェットは逸脱部位と逆方向に吹きつけることから,逸脱部位を同定する.

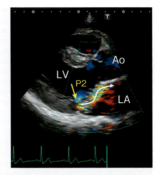
傍胸骨左室長軸断面

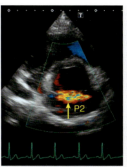
左室短軸断面
(僧帽弁レベル)

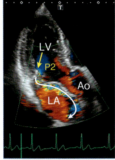
心尖部左室長軸断面

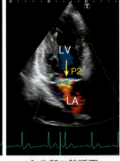
心尖部二腔断面

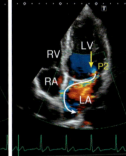
心尖部四腔断面

図13 ■ 僧帽弁逸脱(P2)に合併した腱索断裂の症例
a〜c:断層心エコー図では,僧帽弁逸脱(P2)に合併した断裂した腱索エコー(黄矢印)を認める.また,僧帽弁後尖は著明に左房内に落ち込み,flail leaflet となっている.
d, e:カラードプラ法では,P2からの僧帽弁逆流ジェットは逸脱部位と逆方向である上行大動脈方向へ吹きつけて旋回している(白矢印).

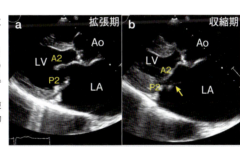
傍胸骨左室長軸断面

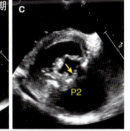
左室短軸断面
(僧帽弁レベル)

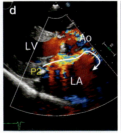
左室長軸断面

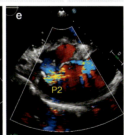
左室短軸断面
(僧帽弁レベル)

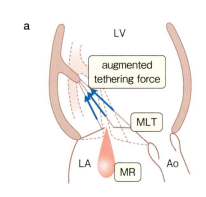
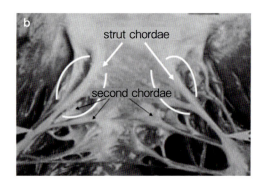

図 14 ■ 機能性僧帽弁逆流の発生のメカニズム

a：1960 年代に乳頭筋不全 papillary muscle dysfunction の概念が報告されたが，乳頭筋自体の虚血だけでは僧帽弁逆流を生じないことがわかってきた．その後の研究で，僧帽弁の tethering の概念によって僧帽弁逆流が発生することがわかってきた．僧帽弁接合部位の決定は，僧帽弁の tethering force と closing force によって規定されている．左室拡大（リモデリング）が生じると，tethering force が増強して（augmented tethering force），僧帽弁の接合部部位は心尖方向へ偏位する．それによって，僧帽弁の接合不全が生じて僧帽弁逆流が生じる．
MR：mitral regurgitation, MLT：mitral leaflet tenting.
b：strut chordae は，前尖の rough zone-clear zone の間に付着する太い腱索で，これが tethering に関与する腱索の一つである．
（a は Otsuji, Y et al：J Am Coll Cardiol 37：641-648, 2001 より引用改変，b は Okada, Y：J Jpn Coron Assoc 12：75-81, 2006 より引用）

腱索エコー，僧帽弁逸脱または僧帽弁が収縮期に大きく左房内に落ち込んだ flail leaflet が観察される．
- カラードプラ法では，flail leaflet に伴う高度な僧帽弁逆流が認められる．
- 腱索断裂の原因として，感染性心内膜炎，リウマチ性，前胸部への外傷などが報告されている．

2）二次性（機能性・虚血性）僧帽弁逆流（typeⅢ）

虚血性心疾患や拡張型心筋症などで生じる二次性僧帽弁逆流のメカニズムは，左室リモデリングによって左室が拡大すると，乳頭筋が付着している左室壁が外方へ偏位して僧帽弁が心尖方向へ引っ張られる（tethering）．このとき，僧帽弁接合部位が心尖方向へ偏位することで，僧帽弁の接合不全が生じて僧帽弁逆流が出現する（図 14[7, 8]，15）．

弁の tethering の定量的評価としては，coaptation distance, tenting area などが用いられている（図 16）．

> **試験対策**
> 二次性僧帽弁逆流は，左心機能低下があること，弁尖・弁複合体に器質的異常がないこと，僧帽弁接合部位が心尖方向へ偏位すること（tethering）で診断される．

＊二次性僧帽弁逆流の評価の注意点
- 二次性僧帽弁逆流の重症度は，器質的変化によるものではないことから血行動態（通過血流量，心拍数など）によって影響を受ける．
- 虚血性僧帽弁逆流では，重症度評価が軽度 [ERO（有効逆流弁口面積）：$0.2\,cm^2$, RV（逆流量）：30 mL] であっても 5 年生存率は低下し予後は不良であると報告されている[9]ことから，軽度でも軽視しない．

ⓑ 僧帽弁逆流の重症度評価

僧帽弁逆流の重症度評価には，定性的評価（補助的方法），カラードプラ法による半定量的評価，定量的評価がある．

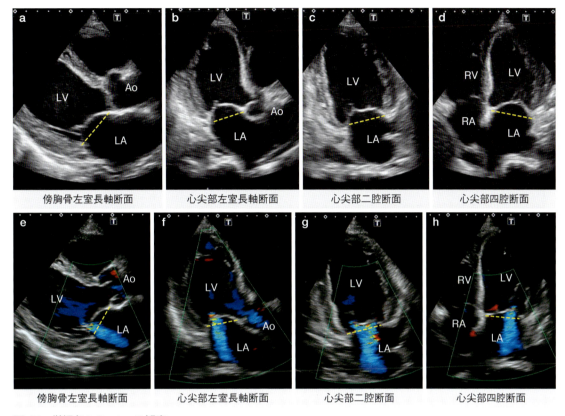

図15 ■ 僧帽弁 tethering の観察
a〜d：断層心エコー法では，僧帽弁は多断面で観察して，収縮期に弁尖の接合部が左室側に偏位している（tethering）ことを評価する．
e〜h：カラードプラ法にて，僧帽弁逆流ジェットの広がり，重症度を評価する．

図16 ■ 僧帽弁 tethering の程度の評価

僧帽弁の tethering は複数の断面で計測できることから，どの断面で計測したかを記載しておくと，次回の経過観察のときに比較が容易である．
2010年のヨーロッパ心エコー図学会での報告では，経胸壁心エコー検査での僧帽弁形成術適応の指標は coaptation distance ≧ 1 cm, tenting area ＞ 2.5〜3.0 cm² としている．

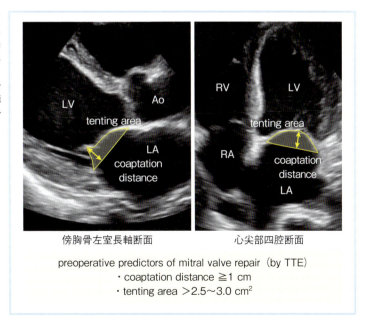

preoperative predictors of mitral valve repair (by TTE)
・coaptation distance ≧ 1 cm
・tenting area ＞ 2.5〜3.0 cm²

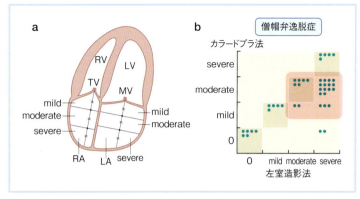

図17 ■ カラードプラ法による逆流ジェットの到達距離による評価

a：僧帽弁逆流の重症度評価では，心尖部アプローチから心尖部四腔断面を描出し，カラードプラ法を適用して僧帽弁逆流ジェットを描出する．左房内を3等分して僧帽弁逆流ジェットの到達度を評価する．
b：この方法では，偏位した逆流ジェットの場合には過小評価することがある．
mild：軽度，moderate：中等度，severe：高度．

(文献10)より引用)

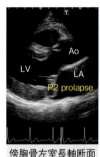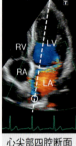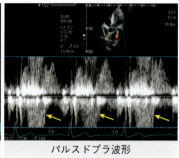

傍胸骨左室長軸断面　　心尖部四腔断面　　パルスドプラ波形

図18 ■ 肺静脈血流速波形の収縮期逆行波［症例：僧帽弁逸脱症（P2）］

僧帽弁逆流が高度であれば，収縮中期から後期にかけて逆行波（矢印）が認められる．

1) 半定量的評価

● カラードプラ法による逆流ジェットの到達距離による評価

カラードプラ法による逆流ジェットの到達距離によって重症度を決定する方法である（**図17**）[10]．

〈評価方法〉
ⅰ）心尖部アプローチから心尖部四腔断面を描出する．
ⅱ）カラードプラ法を適用して僧帽弁逆流ジェットを描出する．
ⅲ）左房内を3等分して僧帽弁逆流ジェットの到達度を評価する．

＊カラードプラ法による半定量評価の注意点
● 偏位した逆流ジェットの場合には，重症度を過小評価することが報告されている[6]．
● 逆流ジェットの到達距離だけではなく，逆流の持続時間の情報も含めて評価をする．もし，逆流の持続時間が短ければ少し軽めの重症度にする（例：中等度→軽度〜中等度または軽度）．

● 肺静脈血流速波形の収縮期逆行波（定性的評価）

中等度以上の僧帽弁逆流が認められたら，肺静脈血流速波形の収縮期逆行波を記録することで，中等度と高度を鑑別することができる．

〈評価方法〉
ⅰ）心尖部アプローチから心尖部四腔断面の肺静脈開口部を描出し，カラードプラガイド下でパルスドプラ法を適用する．
ⅱ）肺静脈開口部から1〜2cm肺静脈内へサンプルボリュームを設置して，肺静脈血流速波形を記録する（**図18**）．

＊肺静脈血流速波形の収縮期逆行波の注意点
片山らによると，僧帽弁逸脱症による高度の僧帽弁逆流の症例でも，逸脱部位が後尖のmedial scallopとlateral scallopでは収縮期逆行波の検出率が低いことが報告されている[11]．したがって，収縮期逆行波を認めないから高度ではないとは言いきれないので注意する．

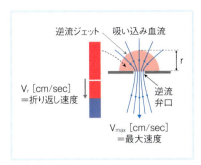

図19 ■ PISA(proximal isovelocity surface area)とは

逆流ジェットは，逆流弁口付近で半円球体を形成する．この半円球体上での流速は一定であり，その速度は折り返し速度と等しい．逆流弁口に向かう血流量は，逆流弁口を通過する血液量と等しいため，PISAの表面積と折り返し速度(V_r)からflow rateを算出し最大速度(V_{max})を計測することで，逆流弁口面積が算出できる．

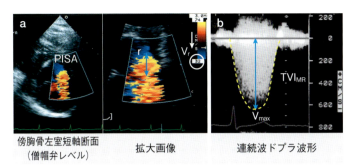

図20 ■ PISA法による僧帽弁逆流量の定量的評価

a：カラードプラガイド下でズーム機能を用いて吸い込み血流の拡大画像を描出して，カラー速度レンジのベースラインを下側にシフトさせる．このときの折り返し速度(V_r)と吸い込み血流の半径(r)を計測して，flow rateを算出する．
b：僧帽弁逆流ジェットの連続波ドプラ波形をトレースして最大血流速度(V_{max})と時間速度積分値(TVI_{MR})を計測する．

2) 逆流量の算出(定量的評価)

中等度以上の僧帽弁逆流が認められたら，より詳細に重症度評価をするために定量的評価を実施する．

● PISA法

PISA(proximal isovelocity surface area)法は，逆流弁口が正半円球であり，心周期を通して逆流弁口面積は一定であるという仮定のもとに成り立っている(図19)．

〈手順〉
ⅰ) flow rateの算出(図20a)
❶ 加速血流が最も大きく見える断面で，ズーム機能を用いて加速血流の拡大画像を描出する．
❷ PISAの形状が正半円になるまで，カラー速度レンジのベースラインを下側にシフトさせる(参考：20〜40 cm/sec)．
❸ 折り返し速度(V_r)と加速血流の半径(r)を計測して，以下の式に代入しflow rateを算出する．

$$\text{flow rate}[cm^3/sec] = 2 \times 3.14 \times r^2 \times V_r$$
$$= 6.28 \times r^2 \times V_r$$

ⅱ) ERO，RVの算出(図20b)
❶ 連続波ドプラ法で記録された僧帽弁逆流のドプラ波形をトレースして，僧帽弁逆流の最大血流速度(V_{max})と時間速度積分値(TVI_{MR})を計測する．
❷ 以下の式に代入して，有効逆流弁口面積effective regurgitant orifice area (ERO)と逆流量regurgitant volume (RV)を算出する．

$$\text{ERO}[cm^2] = \text{flow rate}/V_{max}$$
$$\text{RV}[mL] = \text{ERO} \times TVI_{MR}$$

試験対策

PISAの拡大画像とドプラ画像の画像スケール情報や計測値が与えられたときにはマニュアル計算でEROを算出できるようにする．

＊PISA法の注意点

折り返し表示された加速血流が半円球状になるまでカラー速度レンジのベースラインを下側にシフトするが，半円球状にならないときには計測はできない．

試験対策

PISA法は，volumetric法に比べて簡便であり，中等度以上の大動脈弁逆流がある例でも適用できるが，逆流弁口の形状が正円でない例や逆流弁口が複数ある例には適用できない．

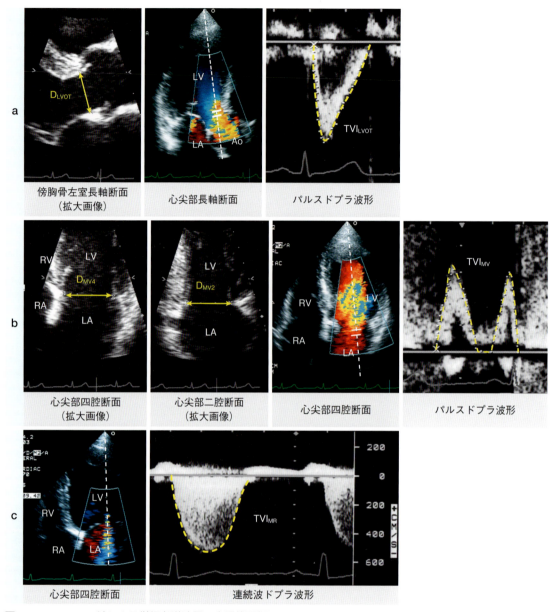

図21 ■ volumetric法による僧帽弁逆流量の定量的評価
a：左室流出路の直径（D_{LVOT}），左室流出路のパルスドプラ波形での時間速度積分値（TVI_{LVOT}）を計測し，左室流出血流量（Q_{LVOT}）を算出する．
b：心尖部二腔断面と心尖部四腔断面の僧帽弁輪間距離（D_{MV2}，D_{MV4}），左室流入路のパルスドプラ波形での時間速度積分値（TVI_{MV}）を計測し，左室流入血流量（Q_{MV}）を算出する．
c：僧帽弁逆流ジェットでの連続波ドプラ波形での時間速度積分値（TVI_{MR}）を計測して，有効逆流弁口面積（ERO）を算出する．

● volumetric法

連続の式を用いて左室流入血流量（拡張期）と左室流出血流量（収縮期）を算出して，それらの差から逆流量を算出する．

〈手順〉
ⅰ）左室流出血流量（Q_{LVOT}）の算出（図21a）
❶ 傍胸骨左縁アプローチから左室長軸断面を描出し，ズーム機能を用いて左室流出路の拡大画

表4 ■ 僧帽弁逆流の重症度分類

指　標	軽　度	中等度	高　度
逆流量（RV）	＜30 mL	30〜59 mL	≧60 mL
逆流率（RF）	＜30％	30〜49％	≧50％
有効逆流弁口面積（ERO）	＜0.20 cm^2	0.20〜0.39 cm^2	≧0.40 cm^2

（文献5）より引用改変）

像を表示して，左室流出路の直径（D_{LVOT}）を計測する．

❷ 心尖部アプローチから心尖部左室長軸断面を描出し，カラードプラガイド下でパルスドプラ法を適用する．大動脈弁輪よりやや左室流出路側にサンプルボリュームを設置して記録したドプラ波形をトレースして左室流出路の時間速度積分値（TVI_{LVOT}）を計測し，左室流出血流量（Q_{LVOT}）を算出する．

$$Q_{LVOT}\,[mL] = 3.14 \times (D_{LVOT}/2)^2 \times TVI_{LVOT}$$

ⅱ）左室流入血流量（Q_{MV}）の算出（**図21b**）

❶ 心尖部アプローチから心尖部二腔断面と心尖部四腔断面を描出し，各々の僧帽弁輪間距離（D_{MV2}, D_{MV4}）を計測する．

❷ 心尖部アプローチから心尖部四腔断面を描出し，パルスドプラ法を適用して僧帽弁輪よりやや左室側で左室流入路にサンプルボリュームを設置して記録したドプラ波形をトレースして時間速度積分値（TVI_{MV}）を計測し，左室流入血流量（Q_{MV}）を算出する．

$$Q_{MV}\,[mL] = 3.14 \times (D_{MV2}/2) \times (D_{MV4}/2) \times TVI_{MV}$$

ⅲ）RV・逆流率（RF）の算出

上記で求めた左室流入血流量（Q_{MV}）と左室流出血流量（Q_{LVOT}）から，RVおよび逆流率（RF）を算出する．

$$RV\,[mL] = Q_{MV} - Q_{LVOT}$$
$$RF\,(\%) = RV/Q_{MV} \times 100$$

ⅳ）EROの算出（**図21c**）

❶ 心尖部アプローチから連続波ドプラ法を適用して記録した僧帽弁逆流ジェットのドプラ波形をトレースして，時間速度積分値（TVI_{MR}）を

計測する．

❷ 以下の式に代入して，EROを算出する．

$$ERO\,[cm^2] = RV/TVI_{MR}$$

試験対策

断層画像とドプラ画像の画像スケール情報や計測値が与えられたときにはマニュアル計算でRV，RF，EROを算出できるようにする．volumetric法は，逆流弁口の形状によらず，逆流弁口が複数ある例でも適用できるが，PISA法に比べて煩雑であり，中等度以上の大動脈弁逆流がある例には適用できない．

ⓒ 僧帽弁逆流の重症度分類

「弁膜疾患の非薬物治療に関するガイドライン（2012年改訂版）」[4]による僧帽弁逆流の重症度分類を**表4**[5]に示す．また，2014年に発表された「AHA/ACC Valvular Heart Disease Guideline」[12]では，一次性僧帽弁逆流と二次性僧帽弁逆流との重症度を分けて分類している（**表5**）．

3 大動脈弁狭窄症の判読ポイント

- 大動脈弁狭窄症は，大動脈弁の退行変性，大動脈弁二尖弁，リウマチ・炎症性変化などによって生じる．
- 大動脈弁狭窄症によって，左室は慢性的に圧負荷を受けて，求心性左室肥大を呈する．
- 狭窄の進行については，大動脈弁二尖弁，80歳以上の高齢者，透析患者などでは進行が速いことが報告されている．
- 予後については，症状が出現してからの高度大動脈弁狭窄症の予後は不良であり，症状が出現

表5 ■ 2014年に発表されたAHA/ACCガイドラインでの僧帽弁逆流の重症度分類

grade	definition	一次性僧帽弁逆流	二次性僧帽弁逆流
A	at risk of MR	●逆流（−）または ●逆流ジェット面積＜20％ ●縮流部（vena contracta）＜0.3 cm	●逆流（−）または ●逆流面積＜20％ ●縮流部（vena contracta）＜0.3 cm
B	progressive MR	●逆流ジェット面積＝20〜40％ ●縮流部（vena contracta）＜0.7 cm ●逆流量（RV）＜60 mL ●逆流率（RF）＜50％ ●有効逆流弁口面積（ERO）＜0.40 cm^2 （angiographic grade 1−2＋）	●逆流量（RV）＜30 mL ●逆流率（RF）＜50％ ●有効逆流弁口面積（ERO）＜0.20 cm^2
C	asymptomatic severe MR	●逆流ジェット面積＞40％ ●縮流部（vena contracta）≧0.7 cm ●逆流量（RV）≧60 mL ●逆流率（RF）≧50％ ●有効逆流弁口面積（ERO）≧0.40 cm^2 （angiographic grade 3−4＋）	●逆流量（RV）≧30 mL ●逆流率（RF）≧50％ ●有効逆流弁口面積（ERO）≧0.20 cm^2
D	symptomatic severe MR		

（文献12）より引用改変）

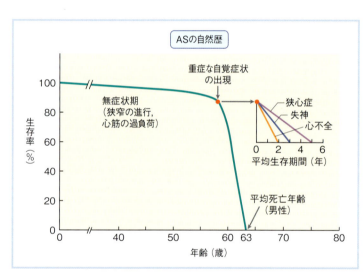

図22 ■ 大動脈弁狭窄症の生存率
症状が出現してからの高度大動脈弁狭窄症の予後は不良である．したがって，症状のある高度大動脈弁狭窄症患者には，可及的早期に手術を行うというのが一般的であるとされている．

（文献13）より引用改変）

してからの平均余命は，狭心症では5年，失神では3年，心不全では2年とされている（図22）$^{13)}$．

a 大動脈弁狭窄症の原因

- 70歳以上では，退行変性，二尖弁，炎症性の順で割合が高い．
- 70歳未満では，二尖弁，炎症性，退行変性の順で割合が高い．

以下に，代表的な疾患の心エコー図について解説する．

● 退行変性，リウマチ・炎症性など弁変性による大動脈弁狭窄症

- 断層心エコー図では，弁・交連部や弁輪の石灰化，弁の開放制限，弁の収縮期ドーミングを観察する（図23）．
- 大動脈弁狭窄症による上行大動脈拡大post-stenotic dilatationや壁在性プラークの有無（図24）など上行大動脈についても観察する．

● 大動脈弁二尖弁による大動脈狭窄症

- 二枚の弁尖の大きさは不均等であり，遺残交連

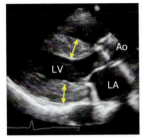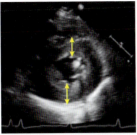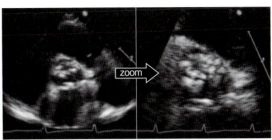

傍胸骨左室長軸断面　　傍胸骨左室短軸断面　　大動脈弁短軸断面（拡大画像）

図23■弁変性による大動脈弁の観察
退行性弁変性の大動脈弁狭窄症の症例である．断層心エコー図では，弁・交連部や弁輪の石灰化，弁の開放制限が観察される．また，求心性左室肥大が認められた症例である（矢印）．

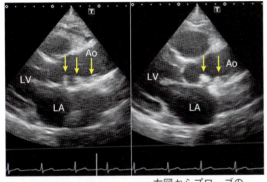

傍胸骨左室長軸断面　　左図からプローブの傾きを変えた断面

図24■上行大動脈の観察
上行大動脈に壁在性プラーク（矢印）が観察される．上行大動脈の壁在性プラークの有無は，経カテーテル的大動脈弁留置術 transcatheter aortic valve implantation（TAVI）の施行前に有用な情報である．

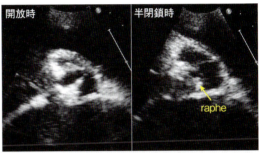

大動脈弁短軸断面（拡大画像）

図25■大動脈弁二尖弁の狭窄症の観察
大動脈弁二尖弁の症例である．左冠尖と無冠尖の間にrapheが認められ，一部に石灰化が確認される．

（raphe）を有する弁尖の方が大きい．この形態的異常でのずり応力 shear stress によって，大動脈弁の石灰化や大動脈拡大をきたすものと考えられている．
● 断層心エコー法では，二尖か三尖かの同定をして，二尖であればrapheがどの位置にあるのかを観察する（図25）．

ⓑ 大動脈弁狭窄症の重症度評価

1) 大動脈弁口面積

● プラニメトリ法（トレース法）

大動脈弁短軸断面から弁口内周をトレースすることにより，大動脈弁口面積 aotic valve area

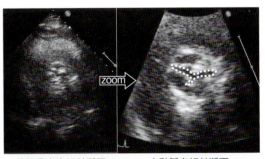

傍胸骨左室短軸断面　　大動脈弁短軸断面
（大動脈弁レベル）　　（拡大画像）

図26■プラニメトリ法（トレース法）による大動脈弁口面積計測
大動脈弁短軸断面の拡大画像を描出し，大動脈弁が最大開放した収縮中期の時相で弁口内周をトレースする．

（AVA）を計測する方法である（図26）．
〈計測方法〉
ⅰ）傍胸骨アプローチで大動脈弁短軸断面の拡大

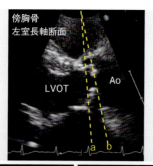
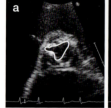

図27 ■ トレース法による計測の注意点
弁腹レベルで計測すると過大評価する（a）ので，できるだけ弁尖先端レベルで計測する（b）ことが重要である．

図28 ■ 連続の式による大動脈弁口面積計測
a：左室流出路の拡大画像から左室流出路径（D_{LVOT}）を計測する．
b：左室流出路のパルスドプラ波形から，時間速度積分値（TVI_{LVOT}）を計測する．
c：大動脈弁通過の連続波ドプラ波形から，時間速度積分値（TVI_{AV}）を計測する．

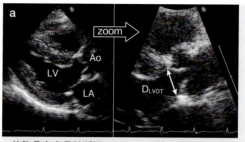
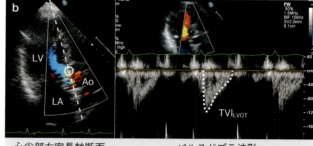
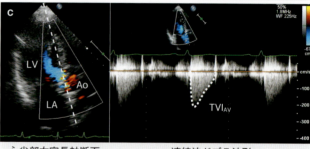

　画像を描出する．
ⅱ）大動脈弁が最大開放した収縮中期の時相で，弁口内周をトレースしてAVAを計測する．

＊トレース法による計測の注意点
　二尖弁など収縮期ドーミングを呈する症例では，弁腹レベルで計測すると過大評価するため弁尖先端レベルで計測する（図27）．

【試験対策】
高度の左室機能低下を合併した場合，重症度が中等度以下であっても心拍出量は少ないため大動脈弁は十分開放しない．そのため，AVAは過小評価されることがある．

● 連続の式による方法
　質量保存の法則に基づいて「左室流出路と大動脈弁狭窄部の通過血流量は等しい」という関係式を展開させてAVAの算出が行われる．
〈手順〉
ⅰ）左室流出路通過血流量の算出（図28a，b）
❶ 傍胸骨左縁アプローチから左室長軸断面を描出し，ズーム機能を用いて左室流出路の拡大画像から，収縮中期の左室流出路径（D_{LVOT}）を計測し，左室流出路断面積を算出する．
❷ 心尖部アプローチから心尖部左室長軸断面を描出し，カラードプラガイド下でパルスドプラ法を適用する．大動脈弁輪よりやや左室流出路側にサンプルボリュームを設置して記録したドプラ波形をトレースして時間速度積分値

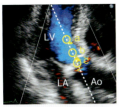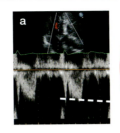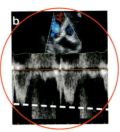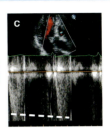

図29 ■ 左室流出路のパルスドプラ法でのサンプルボリュームの位置
左室流出路の時間速度積分値を記録するときは、パルスドプラ法でのサンプルボリュームの位置が大動脈弁に近いと弁狭窄部の加速血流が混入し（c）、逆に遠いとその血流速度は低下する（a）．したがって、左室流出路を拡大して、サンプルボリュームの位置を大動脈弁輪からやや左室流出路側（b）に設定して記録する．

(TVI_{LVOT}）を計測し、左室流出路通過血流量（Q_{LVOT}）を算出する．

$$Q_{LVOT}[mL] = 3.14 \times (D_{LVOT}/2)^2 \times TVI_{LVOT}$$

ⅱ）大動脈弁通過血流速波形の時間速度積分値の計測（図28c）
　心尖部アプローチから左室長軸断面を描出し、連続波ドプラ法にて記録したドプラ波形をトレースして時間速度積分値（TVI_{AV}）を計測する．

ⅲ）連続の式へ代入してAVAの算出
　以下の式に代入して、AVAを算出する．

$$AVA[cm^2] = Q_{LVOT}/TVI_{AV}$$

試験対策

断層画像とドプラ画像の画像スケール情報や計測値が与えられたときにはマニュアル計算でAVAを算出できるようにする．

*連続の式による方法の注意点

- 中等度以上の大動脈弁逆流が存在すれば、AVAを過大評価する．
- 左室流出路の時間速度積分値を記録するときには、左室流出路を拡大してサンプルボリュームの位置を大動脈弁輪からやや左室流出路側に設定して記録する（図29）．
- 連続の式による方法とトレース法によるAVAは正確には異なるところを計測している．トレース法では、大動脈弁開口部の最小弁口面積であり解剖学的弁口面積 geometric orifice area（GOA）と呼ばれる．連続の式による方法では、大動脈弁の狭窄部から少し下流に血流が収束する縮流部の断面積であり有効弁口面積 effective orifice area（EOA）と呼ばれる（図30）．臨床では、EOAの方が左室負荷を正確に反映しているとされている[14]．
- 心エコー法での連続の式による方法と心カテーテル法でのAVAの比較では、圧回復 pressure recovery の影響で乖離することがある（図31）．実際には、心エコー法によるEOAの方が弁口面積を正しく反映している．それにもかかわらず、心カテーテル法によるEOAが重要視されているのは圧回復後の圧較差の方が左室にかかる負荷を反映しているからとされている[14]．
- 圧回復現象を考慮するために、心エコー法から求められる指標ELCo（energy loss coefficient）を用いてEOAを補正することを推奨している．ELCoは、心カテーテル法で計測されたEOAと良好な相関を認めたと報告されている[15]．

〈補正式〉
$$ELCo = EOA \times AAo/(AAo - EOA)$$

（ELCo：圧損失を補正したAVA，EOA：連続の式により求めたAVA，AAo：上行大動脈径から算出したAVA）

補正式をみるとEOAがAAoに比して非常に小さい場合には乖離は小さい．しかしAAo≦3cm

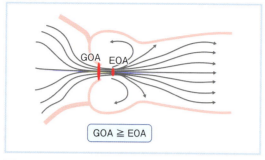

図30 ■ GOAとEOAの関係
トレース法により求めたAVAはGOAと呼ばれ，連続の式による方法で求めたAVAはEOAと呼ばれる．GOAとEOAの間には，GOA≧EOAの関係が成り立つ．

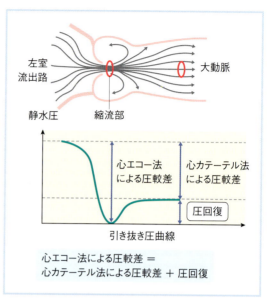

図31 ■ 圧回復の影響
心エコー法での連続の式による方法と心カテーテル法で計測される平均圧較差は，心エコー法で計測される平均圧較差の方が高い傾向にある．その原因として，圧回復の影響が考えられている．

やEOAが0.8〜1.0 cm^{2}の手術適応の境界領域にある場合にはELCoを算出してEOAを補正する．

● TVI比（TVI$_{LVOT}$／TVI$_{AV}$）

- 大動脈弁輪部に高度石灰化が認められるときには，左室流出路径の計測による誤差がAVA計測精度に大きく影響してくる．そのような場合には，左室流出路径の計測を除外して，左室流出路血流速波形の時間速度積分値（TVI$_{LVOT}$）と大動脈弁通過血流速波形の時間速度積分値（TVI$_{AV}$）の比であるTVI比（TVI$_{LVOT}$／TVI$_{AV}$）を算出するのが有効である．
- TVI比が0.25以下のとき，感度92％で高度の大動脈弁狭窄症と診断できると報告されている[16]．

　　TVI比（TVI$_{LVOT}$／TVI$_{AV}$）≦0.25
　　→高度の大動脈弁狭窄症

2）大動脈弁通過最高血流速度

以下の手順で計測する．
〈計測方法〉
ⅰ）心尖部アプローチから心尖部左室長軸断面，または心尖部五腔断面（心尖部四腔断面で左室流出路が見える断面）を描出する．
ⅱ）カラードプラガイド下で連続波ドプラ法を適用して大動脈弁通過血流速波形を記録し最大の大動脈弁通過血流速度（V$_{max}$）を計測する．
ⅲ）中等度以上の大動脈弁狭窄症がある場合には，上記以外に右胸壁からのアプローチなどでドプラ波形を記録して，最も高い血流速度の計測値を採用する（図32a〜d）．

＊大動脈弁通過最高血流速度の計測の注意点
　超音波ビームと血流のなす角度が測定される流速に大きく影響し，超音波ビームと血流のなす角度は0°になることが望ましい．しかし，実際のすべての症例で0°でビームを投入することは不可能で，この角度が大きくなるにつれて血流速度を過小評価する．角度が20°以内であれば誤差は10％以内であり，臨床的に問題とならない範囲と考えられる（図33）．

3）左室—大動脈間の最大・平均圧較差の算出

〈算出方法〉
ⅰ）前述で連続波ドプラ法にて計測した大動脈弁通過最大血流速度（V$_{max}$）を簡易Bernoulli式に代入することで，左室—大動脈間最大圧較差（ΔP）が算出される．

　　ΔP［mmHg］＝4×V$_{max}^2$

ⅱ）連続波ドプラ波形をトレースすると，左室—大動脈間平均圧較差が算出される．

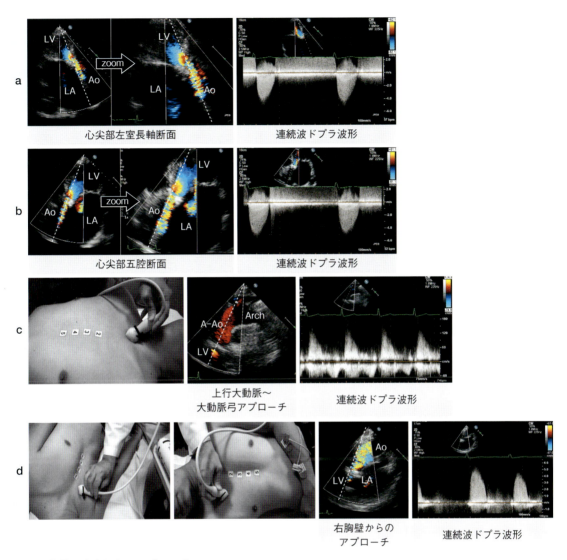

図32 ■ 複数の方向からのアプローチ
大動脈通過血流速度の計測は，複数の方向からドプラ波形を記録して最も高い血流速度の計測値を採用する.
a：心尖部からのアプローチ（心尖部左室長軸断面）
b：心尖部からのアプローチ（心尖部五腔断面：心尖部四腔断面にて左室流出路が見える断面）
c：胸骨上窩からのアプローチ
d：右胸壁からのアプローチ

* 左室─大動脈間の最大・平均圧較差の注意点

- 心エコー法と心カテーテル法を比較する場合には，平均圧較差を用いる．その理由として，心エコー法では左室圧と大動脈圧の最大瞬時圧較差から最大圧較差（peak gradient）が算出されるのに対して，心カテーテル法では左室最大圧と大動脈最大圧の差から最大圧較差（peak to peak gradient）が算出される（図34）．以上のことから，心エコー法と心カテーテル法では最大圧較差の算出方法が異なり，両者を比べると心エコー法の方が高くなる．このことから，心エコー法と心カテーテル法を比較する場合は平均圧較差を用いる．
- 血流速度および圧較差は，血行動態（血流量，心拍数など）の影響を受ける．

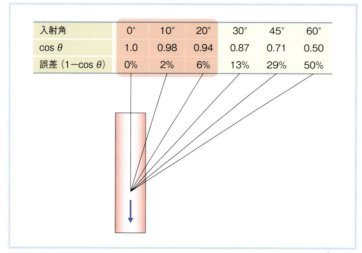

図33■超音波ビーム入射角による誤差
超音波ビーム入射角（θ）が大きくなるにつれて，血流速度を過小評価する．入射角が20°以内であれば，誤差（1−cosθ）は10％以内であることから，20°以下になるようにする．

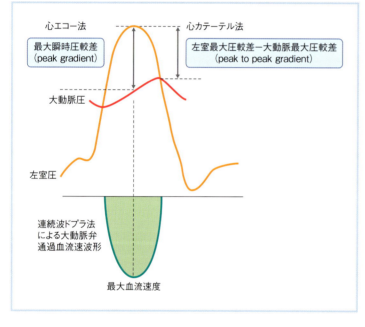

図34■心エコー法と心カテーテル法での最大圧較差の算出方法
心エコー法では，左室圧と大動脈圧の最大瞬時圧較差から最大圧較差が算出される（peak gradient）．心カテーテル法では，左室最大圧と大動脈最大圧の差から最大圧較差が算出される（peak to peak gradient）．したがって，心エコー法と心カテーテル法を比べると心エコー法の方が最大圧較差は高い．

> **試験対策**
> 以下に示した具体的な血行動態の影響について理解しておく．
> ❶貧血や甲状腺機能亢進症 → 心拍出量が増加しているため圧較差は増加する．
> ❷左室機能低下例 → 心拍出量が低下しているため圧較差が減少する．

- 閉塞性肥大型心筋症や大動脈弁下部狭窄症など左室流出路の血流速度が速い場合には，簡易Bernoulli式は適用できない．

ⓒ 大動脈弁狭窄症の定量評価による重症度分類

「弁膜疾患の非薬物治療に関するガイドライン（2012年改訂版）」[4]による大動脈弁狭窄症の重症度分類を**表6**[5]に示す．

表6 ■ 大動脈弁狭窄症の重症度分類

	軽　度	中等度	高　度
大動脈弁通過血流速度	＜3.0 m/sec	3.0〜4.0 m/sec	≧4.0 m/sec
左室—大動脈間平均圧較差	＜25 mmHg	25〜40 mmHg	≧40 mmHg
大動脈弁口面積	＞1.5 cm^2	1.0〜1.5 cm^2	≦1.0 cm^2
大動脈弁口面積係数	—	—	＜0.6 cm^2/m^2
TVI比	＞0.50	0.25＜, 0.50≦	≦0.25

（文献5）より引用改変）

表7 ■ 大動脈弁逆流の原因疾患（代表例）

大動脈弁自体の病変
- 先天性二尖弁・四尖弁
- リウマチ性
- 感染性心内膜炎
- 加齢変性による石灰化
- 心室中隔欠損症
- 外傷性

大動脈基部の異常
- 加齢による大動脈拡大
- 結合組織異常（Marfan症候群, Ehlers-Danlos症候群）
- 大動脈解離
- 高血圧症

4　大動脈弁閉鎖不全症の判読ポイント

- 大動脈弁閉鎖不全症（大動脈弁逆流）は, 種々の原因によって生じ, 拡張期の左室容量負荷を受けるために左室は拡大して遠心性左室肥大が起こる.
- 急性大動脈弁逆流の原因は, 大動脈解離, 感染性心内膜炎, 外傷などがある.

a 大動脈弁逆流の原因

大動脈弁逆流の原因には, 大動脈弁自体の異常による場合と大動脈基部の異常による場合がある（表7）. 以下に, 代表的な疾患の心エコー図について解説する.

● 大動脈弁輪拡張（大動脈基部の異常）
- 上行大動脈拡張や大動脈弁輪拡張annuloaortic ectasia（AAE）などによって大動脈基部からsi-

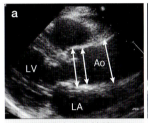
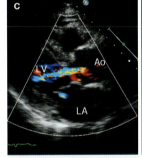
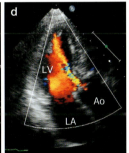

図35 ■ 大動脈弁輪拡大
大動脈弁輪拡大の症例で, 上行大動脈およびST junctionが拡大し(a), 大動脈弁中央に弁尖の接合不全(b)が生じた結果, 大動脈弁逆流を生じている症例(c, d)である.

notubular（ST）junctionを伸展させて, 大動脈弁逆流が生じる（図35）.
- 上行大動脈最大径が5 cm以上, 上行大動脈最大径が4.5 cm以上の二尖弁に伴う大動脈弁疾患, 上行大動脈径拡大速度が半年で0.5 cm以上の経時的拡大を認める場合では手術適応となる[17].

● 大動脈弁二尖弁（大動脈弁自体の異常）
- 二枚の弁尖の大きさは不均等であり, rapheを有する弁尖の方が大きい. 二尖弁には, 二枚の

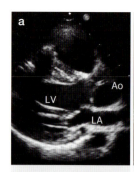
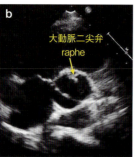
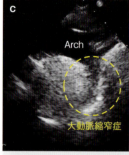
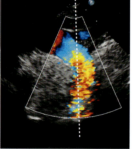
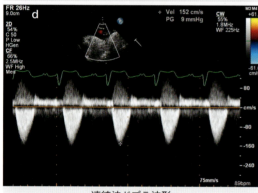

図36 ■ 大動脈弁二尖弁
大動脈弁二尖弁の症例で，無冠尖に逸脱を認め（a），右冠尖と左冠尖の間にrapheを伴っている（b）．また，下行大動脈に大動脈縮窄症を合併している（c，d）．

弁尖が前後に開くタイプ（antero-posterior type, horizontal type）と左右に開くタイプ（right-left type, vertical type）があり，前後に開くタイプの方が多い．
- 断層心エコー法では，二尖か三尖かの同定をして，二尖であればrapheがどの位置にあるのかを観察する．しかし，rapheがはっきりしない症例もある．

- カラードプラ法では，偏位した大動脈弁逆流を認める．
- 画質不良などで二尖か三尖かの同定が困難な例では，収縮期ドーミング，弁の逸脱，偏位した逆流ジェットが認められたら，積極的に二尖弁の存在を疑う．
- 二尖弁では大動脈中膜の脆弱化を伴い，上行大動脈拡大のみならず，大動脈解離，大動脈縮窄症（図36）などを合併することがある[18]．

● 大動脈弁逸脱症（大動脈弁自体の異常）
- 断層心エコー法での大動脈弁短軸断面では弁閉鎖時に逸脱した弁尖は二重に見える（図37a, b）．
- カラードプラ法では，弁尖の逸脱部位と反対側に向かう偏位した逆流ジェットを認める（図37c, d）．
- 断層心エコー図では不明瞭であっても，カラードプラ法によって明らかに偏位した大動脈弁逆流ジェットが認められたら，逸脱や二尖弁を疑って注意深く観察する．

ｂ 大動脈弁逆流の重症度評価

大動脈弁逆流の重症度評価には，半定量的評価と定量的評価がある．

1）半定量的評価

● カラードプラ法による逆流ジェットの到達距離による評価
カラードプラ法による逆流ジェットの到達距離によって重症度を決定する方法である（図38）[10]．
〈計測方法〉
ⅰ）心尖部アプローチから心尖部長軸断面を描出する．
ⅱ）カラードプラ法を適用して，大動脈弁逆流ジェットを描出する．
ⅲ）左室内を3等分し，大動脈弁逆流ジェットの到達度を評価する．

＊カラードプラ法による半定量的評価の注意点
- 大動脈弁逆流の重症度が中等度ないし高度では，僧帽弁流入血流と重なり合うため，心尖部付近の正確な重症度評価が困難なことがある．
- 逆流ジェットの到達距離だけではなく，逆流の持続時間の情報も含めて評価をする．もし，逆

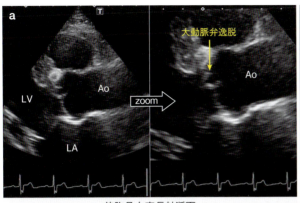

図37 ■ 大動脈弁逸脱症
右冠尖の大動脈弁逸脱症の症例で，大動脈弁右冠尖側に逸脱（a）を認め，大動脈弁短軸断面では，弁閉鎖時に逸脱した弁尖は二重（b）に見えている．カラードプラ法では，弁尖の逸脱部位と反対側（僧帽弁前尖側）に向かう逆流ジェットを認める（c, d）．

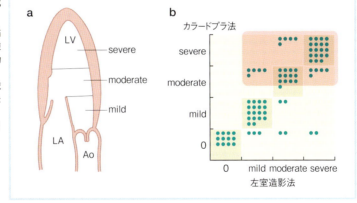

図38 ■ カラードプラ法による逆流ジェットの到達距離による評価
a：心尖部アプローチから心尖部長軸断面を描出し，カラードプラ法を適用して，大動脈弁逆流ジェットを描出する．左室内を3等分し，大動脈弁逆流ジェットの到達度を評価する．
b：この方法では，大動脈弁逆流と左室流入血流が乳頭筋レベルから心尖部レベルで混在するため，中等度以上ではばらつきが大きくなる．
（文献10）より引用改変）

流の持続時間が短ければ少し軽めの重症度にする（例：中等度 → 軽度〜中等度または軽度）．

● 大動脈弁逆流の連続波ドプラ波形でのPHT計測による評価
● 大動脈弁逆流の連続波ドプラ波形でのPHTは，拡張期の左室—大動脈間圧較差を反映している．

● 軽度の大動脈逆流ジェットの減速時間は緩やかに低下するが，高度になると大動脈拡張期圧が急速に低下するため，大動脈逆流ジェットのPHTが短縮することから重症度を判定する（図39）[19]．

〈計測方法〉
ⅰ）大動脈弁逆流ジェットの方向と超音波ビーム

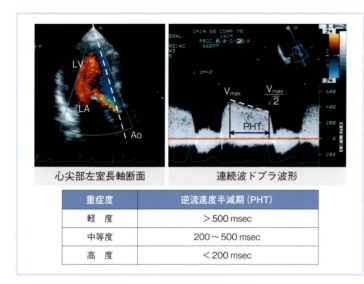

図39 ■ 大動脈弁逆流の連続波ドプラ波形でのPHT計測による重症度評価

高度の大動脈弁逆流があると拡張期の左室―大動脈間の圧較差は急激に低下するため,血流速度の急激な低下(PHTの短縮)を認める.これによって,大動脈弁逆流の重症度を判定する.

(表は文献19)より引用改変)

重症度	逆流速度半減期(PHT)
軽度	＞500 msec
中等度	200～500 msec
高度	＜200 msec

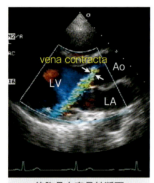

重症度	vena contracta
軽度	＜0.3 cm
中等度	0.3～0.6 cm
高度	＞0.6 cm

図40 ■ vena contracta による評価

大動脈逆流ジェットが逆流口から出た直後の最も狭い幅の部分がvena contractaであり,その指標は逆流の重症度とよく一致する.

(表は文献19)より引用改変)

試験対策

ドプラ画像の画像スケール情報や計測値が与えられたときにはマニュアル計算で弁口面積を算出できるようにする.

● vena contractaによる評価

- 大動脈逆流ジェットが逆流口から出た直後の最も狭い幅の部分が縮流部 vena contractaである(図40)[19].
- vena contractaは,逆流の重症度とよく一致するという報告がなされている[20].

＊vena contractaによる半定量評価の注意点

逆流弁口が複数ある例や逆流ジェットが偏位している例では適用できない.

● 下行大動脈・腹部大動脈の拡張期逆行波による評価

下行大動脈や腹部大動脈におけるパルスドプラ法による血流速波形から重症度を評価する方法である.

〈計測方法〉

i) 下行大動脈であれば胸骨上窩からのアプローチ,腹部大動脈であれば心窩部アプローチによって,カラードプラガイド下で大動脈弁通過血流と超音波ビームができるだけ平行になるように断面を設定して,パルスドプラ法を

の方向ができるだけ平行になるような断面を設定する.

ii) 連続波ドプラ法によって大動脈弁逆流血流速波形を記録し,PHTを計測する.

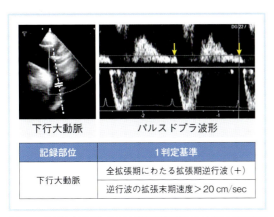

図41■下行大動脈での拡張期逆行波の拡張末期速度による評価
下行大動脈でのパルスドプラ波形を記録し，拡張期逆行波の拡張末期速度を計測する．

（表は文献19）より引用改変）

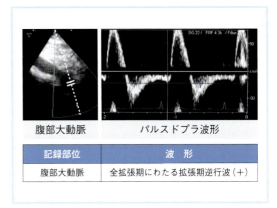

図42■腹部大動脈での拡張期逆行波の拡張末期速度による評価
腹部大動脈でのパルスドプラ波形を記録し，全拡張期を通して認める拡張期逆行波の有無を評価する．

（表は文献19）より引用改変）

適用して大動脈血流速波形を記録する．
ⅱ）下行大動脈では，拡張期逆行波の拡張末期速度を計測する（図41）[19]．
ⅲ）腹部大動脈では，全拡張期を通して認める拡張期逆行波の有無を確認する（図42）[19]．

＊下行大動脈・腹部大動脈の拡張期逆行波による評価の注意点
- フィルターは低めに設定しておく方が拡張期の低流速信号をとらえやすい．逆に高めに設定すると低流速信号が除去されるので注意を要する．
- 大動脈自体の弾性が低下している症例や動脈管開存症などでは，拡張期逆行波が生じることがあるので注意が必要である．

2）定量的評価

中等度以上の大動脈弁逆流が認められたら，より詳細に重症度評価をするためにERO，RVを算出し，定量的評価を実施する．

●PISA法

前述のとおり，PISA法は，逆流弁口が正半円球であり，心周期を通して逆流弁口面積は一定であるという仮定のもとに成り立っている．PISA法は，以下の手順で行われる．

〈手順〉
ⅰ）flow rateの算出（図43a）

❶ 加速血流が最も大きく見える断面でズーム機能を用いて加速血流の拡大画像を描出する．
❷ PISAの形状が正半円になるまで，カラー速度レンジのベースラインを上側にシフトさせる（参考：20〜40 cm/sec）．
❸ 折り返し速度（V_r）と加速血流の半径（r）を計測して，以下の式に代入し，flow rateを算出する．

$$\text{flow rate} [\text{cm}^3/\text{sec}] = 2 \times 3.14 \times r^2 \times V_r$$
$$= 6.28 \times r^2 \times V_r$$

ⅱ）ERO・RVの算出（図43b）

❶ 連続波ドプラ法にて記録した大動脈弁逆流のドプラ波形をトレースして，大動脈弁逆流の最大血流速度（V_{max}）と時間速度積分値（TVI_{AR}）を計測する．
❷ 以下の式に代入して，EROとRVを算出する．

$$ERO [\text{cm}^2] = \text{flow rate}/V_{max}$$
$$RV [\text{mL}] = ERO \times TVI_{AR}$$

> 試験対策
>
> PISAの拡大画像とドプラ画像の画像スケール情報や計測値が与えられたときにはマニュアル計算でEROを算出できるようにする．

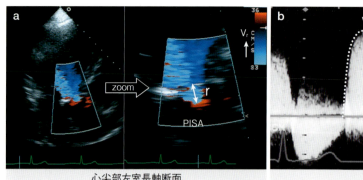
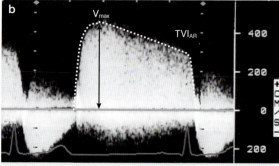

心尖部左室長軸断面 / パルスドプラ波形

図43 ■ PISA法による大動脈弁逆流量の定量的評価
a:カラードプラガイド下でズーム機能を用いて吸い込み血流の拡大画像を描出して,カラー速度レンジのベースラインを上側にシフトさせる.このときの折り返し速度(V_r)と吸い込み血流の半径(r)を計測して,flow rateを算出する.
b:大動脈弁逆流ジェットの連続波ドプラ波形をトレースして最大血流速度(V_{max})と時間速度積分値(TVI_{AR})を計測する.

＊PISA法の注意点
　折り返し表示された加速血流が半円球状になるまでカラー速度レンジのベースラインをシフトするが,半円球状にならないときには計測はできない.

試験対策
PISA法は,volumetric法に比べて簡便であり,中等度以上の僧帽弁逆流がある例でも適用できるが,逆流弁口の形状が正円でない場合や逆流弁口が複数ある例には適用できない.

● volumetric法
　連続の式を用いて左室流入血流量(拡張期)と左室流出血流量(収縮期)の差から逆流量を算出する.volumetric法は,以下の手順で行われる.
〈手順〉
i) 左室流出血流量(Q_{LVOT})の算出(図44 a)
❶ 傍胸骨左室長軸断面を描出し,ズーム機能を用いて左室流出路の拡大画像を表示して,左室流出路の直径(D_{LVOT})を計測する.
❷ 心尖部左室長軸断面を描出し,カラードプラガイド下でパルスドプラ法を適用して,大動脈弁輪よりやや左室流出路側にサンプルボリュームを設置して記録したドプラ波形をトレースして左室流出路の時間速度積分値(TVI_{LVOT})を計測し,Q_{LVOT}を算出する.

$$Q_{LVOT}\,[mL] = 3.14 \times (D_{LVOT}/2)^2 \times TVI_{LVOT}$$

ii) 左室流入血流量(Q_{MV})の算出(図44b)
❶ 心尖部アプローチから心尖部二腔断面と心尖部四腔断面を描出し,各々の僧帽弁輪間距離(D_{MV2}, D_{MV4})を計測する.
❷ 心尖部アプローチから心尖部四腔断面を描出し,パルスドプラ法を適用してサンプルボリュームを僧帽弁輪よりやや左室側に設定して記録したドプラ波形をトレースして左室流入路の時間速度積分値(TVI_{MV})を計測し,Q_{MV}を算出する.

$$Q_{MV}\,[mL] = 3.14 \times (D_{MV2}/2) \times (D_{MV4}/2) \times TVI_{MV}$$

iii) RV・逆流率(RF)の算出
　上記で求めたQ_{MV}とQ_{LVOT}の差から,RVおよびRFを算出する.

$$RV\,[mL] = Q_{LVOT} - Q_{MV}$$
$$RF\,(\%) = RV/Q_{LVOT} \times 100$$

iv) EROの算出(図44 c)
心尖部アプローチから連続波ドプラ法にて記録した大動脈弁逆流ジェットのドプラ波形をトレースして,時間速度積分値(TVI_{AR})を計測する.以下の式に代入して,EROを算出する.

$$ERO\,[cm^2] = RV/TVI_{AR}$$

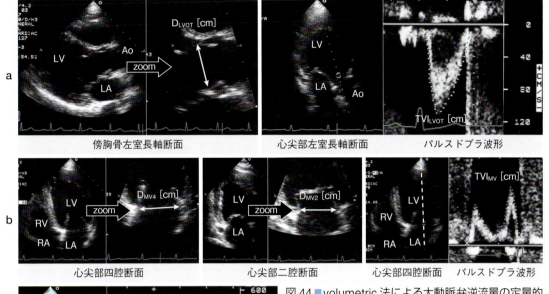

図44 ■ volumetric法による大動脈弁逆流量の定量的評価

a：左室流出路の直径（D_{LVOT}），左室流出路のパルスドプラ波形での時間速度積分値（TVI_{LVOT}）を計測し，左室流出血流量（Q_{LVOT}）を算出する．

b：心尖部二腔断面と心尖部四腔断面の僧帽弁輪間距離（D_{MV2}，D_{MV4}），左室流入路のパルスドプラ波形での時間速度積分値（TVI_{MV}）を計測し，左室流入血流量（Q_{MV}）を算出する．

c：大動脈弁逆流ジェットでの連続波ドプラ波形での時間速度積分値（TVI_{AR}）を計測して，有効逆流弁口面積（ERO）を算出する．

表8 ■ 大動脈弁逆流の重症度分類

指　標	軽　度	中等度	高　度
逆流量（RV）	<30 mL	30〜59 mL	≧60 mL
逆流率（RF）	<30％	30〜49％	≧50％
有効逆流弁口面積（ERO）	<0.10 cm²	0.10〜0.29 cm²	≧0.30 cm²

（文献5）より引用改変）

試験対策

断層画像とドプラ画像の画像スケール情報や計測値が与えられたときにはマニュアル計算でRV，RF，EROを算出できるようにする．
volumetric法は，逆流弁口の形状によらず適用でき，逆流弁口が複数ある例でも適用できるが，PISA法に比べて煩雑であり，中等度以上の僧帽弁逆流がある例には適用できない．

c 大動脈弁逆流の重症度分類

日本循環器学会の「循環器超音波検査の適応と判読ガイドライン（2010年改訂版）」[21]による大動脈弁逆流の重症度分類を表8[5]に示す．

5 三尖弁疾患の判読ポイント

三尖弁疾患は血行動態的には狭窄と逆流に分けられるが，三尖弁機能に影響するほかの心臓異常があれば，ほとんどは逆流を生じる．

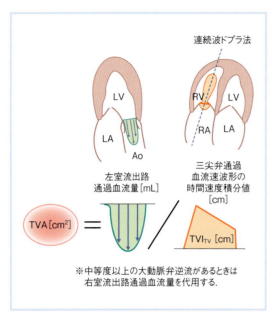

図45 ■連続の式による方法を用いた三尖弁口面積の計測方法
TVAは，左室流出路通過血流量を三尖弁通過血流速波形の時間速度積分値で割ることで算出できる．

〈手順〉
i）左室流出路通過血流量の計測（大動脈弁狭窄症の項を参照）
ii）三尖弁通過血流速波形の時間速度積分値の計測（図45）
　心尖部四腔断面から連続波ドプラ法を適用して三尖弁通過血流速波形を記録し，その波形をトレースして時間速度積分値（TVI_{TV}）を計測する．
iii）連続の式に代入してTVAを算出

$$TVA [cm^2] = 左室流出路通過血流量/TVI_{TV}$$

＊連続の式による方法の注意点
　中等度以上の弁逆流（大動脈弁，三尖弁）が存在すれば，TVAは影響を受ける．
● 中等度以上の大動脈弁逆流を合併した場合
　→TVAを過大評価する．
● 中等度以上の三尖弁逆流を合併した場合
　→TVAを過小評価する．

● 三尖弁通過血流速波形からの評価（図46）
〈計測方法〉
i）カラードプラガイド下で連続波ドプラ法を適用して，心尖部四腔断面から三尖弁通過血流速波形を記録する．
ii）その波形をトレースして簡易Bernoulli式から右房—右室間平均圧較差，PHTを計測する．

● 三尖弁狭窄症の重症度評価
　2014年に発表された「AHA/ACC valvular heart disease guideline」[22]による高度の三尖弁狭窄症の重症度評価を表9に示す．

ⓐ 三尖弁狭窄

● 三尖弁狭窄は非常に頻度の低い疾患であり，単独の病変としてみられることはほとんどない．
● 三尖弁狭窄はリウマチ性の僧帽弁狭窄や大動脈弁狭窄に合併するものが多かったが，最近では三尖弁の弁輪形成術後の狭窄例が増えている．

1）三尖弁狭窄の形態的評価

　経胸壁心エコー検査では，三弁尖の輝度増強と可動制限，拡張期ドーミング，右房拡大などを評価する．

2）三尖弁狭窄の重症度評価

● 連続の式の方法による三尖弁口面積（TVA）の算出

　三尖弁口面積 tricuspid valve area（TVA）は，経胸壁心エコー検査では三尖弁の短軸断面を描出できないため，連続の式の方法によって三尖弁口面積を算出する．

ⓑ 三尖弁逆流

● 三尖弁逆流の原因は，一次性（器質性）と二次性（機能性）に分けられる．一次性三尖弁逆流は，頻度は少なく，原因としてはリウマチ熱，感染性心内膜炎，三尖弁逸脱，先天性心疾患（Ebstein奇形，心内膜床欠損など），カルチノイド（消化管の悪性疾患であり，肝転移するとセロトニンの過剰分泌により三尖弁の肥厚や硬化が生じる），外傷などがある．
● 二次性三尖弁逆流は，左心不全と肺高血圧の合

図46 ■ 三尖弁通過血流速波形からの評価

連続波ドプラ法心尖部四腔断面から記録した三尖弁通過血流速波形をトレースして，簡易 Bernoulli 式から右房—右室間の平均圧較差，PHT を計測する．

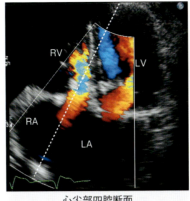
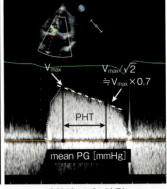

心尖部四腔断面　　　　連続波ドプラ波形

表9 ■ 高度三尖弁狭窄症の重症度評価

指　標	高度三尖弁狭窄症
連続の式による三尖弁口面積	≦ 1.0 cm²
右房—右室間平均圧較差	≧ 5 mmHg（HR：70 bpm）
圧半減時間（PHT：pressure half time）	≧ 190 msec
右房・下大静脈サイズ	拡大

（文献22）より引用改変）

図47 ■ 三尖弁逆流の原因疾患の検索

Ebstein奇形の症例で，心尖部四腔断面（RV focused view）とともに，傍胸骨左室短軸断面（大動脈弁レベル）や右室流入路断面で観察すると，三尖弁中隔尖の付着異常が観察される．

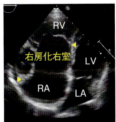
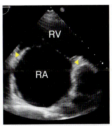
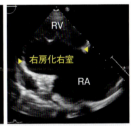

心尖部四腔断面　　　傍胸骨左室短軸断面　　　右室流入路断面
（RV focused view）　　（大動脈弁レベル）

併[23]，あるいはどちらかに続発する右室拡大や右心不全，心房細動によるものなどがある．
- 原因疾患を検索する場合には，心尖部四腔断面（RV focused view）だけでなく，傍胸骨左室短軸断面（大動脈弁レベル）や右室流入路断面を描出して，三尖弁（形態，付着位置など）の異常を評価する（図47）．

● 三尖弁逆流の重症度評価

三尖弁逆流の重症度評価には，カラードプラ法による三尖弁逆流ジェットの到達度による半定量評価法が用いられる．以下の手順で計測を行う．

〈計測方法〉
ⅰ）心尖部四腔断面を描出して，カラードプラ法を適用して三尖弁逆流ジェットを描出する．
ⅱ）右房を3等分し，逆流ジェットの到達度によって重症度を評価する．

● 推定右室圧計測による肺高血圧の評価

肺高血圧症を診断する指標の一つとして，右室収縮期圧（右室圧）が挙げられる（図48）．
〈計測方法〉
ⅰ）心尖部四腔断面などでカラードプラ法によって三尖弁逆流ジェットを描出して，連続波ド

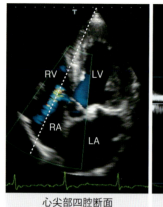 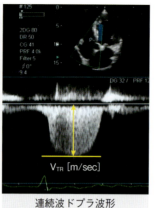

図48 ■ 推定右室圧計測による肺高血圧の評価
三尖弁逆流ジェットを描出して，連続波ドプラ法を適用して三尖弁逆流の最大血流速度（V_{TR}）を計測する．

心尖部四腔断面　　連続波ドプラ波形

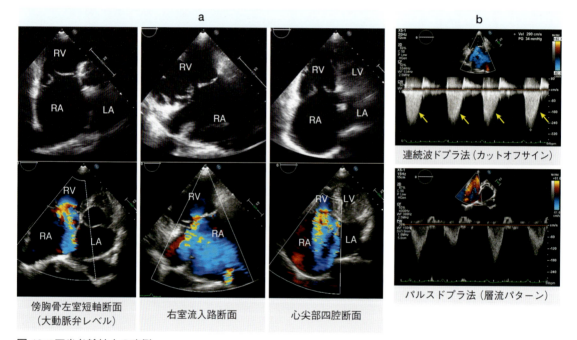

傍胸骨左室短軸断面　　右室流入路断面　　心尖部四腔断面
（大動脈弁レベル）

図49 ■ 三尖弁輪拡大の症例
a：右房拡大に伴って三尖弁輪拡大を認める症例で，収縮期に弁尖が離開しているのが観察される（上図）．カラードプラ法では高度の三尖弁逆流が認められる（下図）．
b：上図：連続波ドプラ波形は，右室─右房間圧較差が急激に減少するためカットオフサインがみられる（矢印）．下図：パルスドプラ波形は，層流パターンを呈している．このような場合には，簡易 Bernoulli 式が適用できないため TR-PG の計測ができない．

プラ法を適用して三尖弁逆流の最大血流速度（V_{TR}）を計測する．

ⅱ）簡易 Bernoulli 式から右房─右室圧較差 TR-PG（$=4\times V_{TR}^2$）を計測し，それに推定右房圧を加えれば推定右室圧が算出される．

推定右室圧 [mmHg] $= 4\times V_{TR}^2 +$ 推定右房圧

＊推定右室圧計測の注意点
- 施設によっては推定右房圧を足さずに，TR-PG だけで肺高血圧の有無・程度を評価している．
- 三尖弁輪拡大などで収縮期に弁尖が離開している場合（図49a）など高度な三尖弁逆流が生じると，右房圧は急激に上昇し収縮中期から収縮終期にかけて急激に減少する．連続波ドプラ法で

表10 ■ 下大静脈から右房圧の推定

下大静脈径	虚脱（呼吸変動）の有無	推定平均右房圧
正常　1.5〜2.5 cm	有（50％以上）	5〜10 mmHg
正常　1.5〜2.5 cm	有（50％以下）	10〜15 mmHg
拡大　＞2.5 cm	有（50％未満）	15〜20 mmHg
拡大＋肝静脈の拡大	無	＞20 mmHg

（文献25）より引用）

表11 ■ 菌血症の誘因（代表例）

菌血症の誘因
① 抜歯・歯科治療中
② アトピー性皮膚炎
③ 動静脈カテーテル留置
④ 麻薬・覚醒剤の常習
⑤ 開心術後
⑥ 何らかの基礎疾患あり

図50 ■ 下大静脈径の計測から平均右房圧を推定する

平均右房圧は一般的には10 mmHgとされているが，下大静脈拡大の有無や呼吸による虚脱（呼吸変動）の程度から，より正確に右房圧を推定する．下大静脈の観察は長軸断面だけでなく，短軸断面でも観察するようにする．右房圧が高いと，下大静脈の短軸では楕円形ではなく円形になる．
a：下大静脈径の拡大がなく，呼吸による虚脱（呼吸変動）が認められる．
b：下大静脈径の拡大があり，呼吸による虚脱（呼吸変動）が認められない．

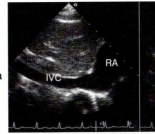
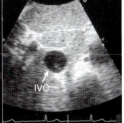
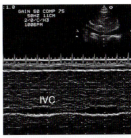

下大静脈（長軸断面）　　下大静脈（短軸断面）　　下大静脈のMモード心エコー図

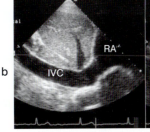

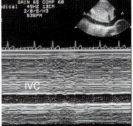

下大静脈（長軸断面）　　下大静脈（短軸断面）　　下大静脈のMモード心エコー図

は，右室—右房間圧較差が収縮中期から収縮終期にかけて急激に減少するカットオフサインがみられる（図49b上）．このときパルスドプラ法での波形は層流パターンになり，簡易Bernoulli式が適用できなくなるためTR-PGの計測はできない（図49b下）．

試験対策

推定右房圧は一般的には10 mmHgとしているが，高度の肺高血圧の場合には下大静脈拡大の有無や呼吸による虚脱（呼吸変動）から右房圧を詳細に推定する[24]（表10[25]，図50）．

6　感染性心内膜炎の判読ポイント

日本循環器学会の「感染性心内膜炎の予防と治療に関するガイドライン（2008年改訂版）」[26]によれば，"感染性心内膜炎は弁膜や心内膜，大血管内膜に細菌集簇を含む疣腫（vegetation）を形成し，菌血症，血管塞栓，心障害など多彩な臨床症状を呈する全身性敗血症性疾患である"としている．

a 感染性心内膜炎の診断

- 感染性心内膜炎を発症する背景には，基礎心疾患がある場合が多く，心室中隔欠損症，大動脈弁二尖弁，僧帽弁逸脱症などがある．これらは，心腔内で異常血流（高速ジェット）を伴う疾患であり，高速ジェットが当たる弁や心内膜面が傷害され，そこに血栓が生じる．何らかのきっかけ（表11）で菌血症になると，この血栓に菌が付着して疣腫が形成される[26]．
- 「感染性心内膜炎の予防と治療に関するガイドライン（2008年改訂版）」[26]によれば，診断は，血

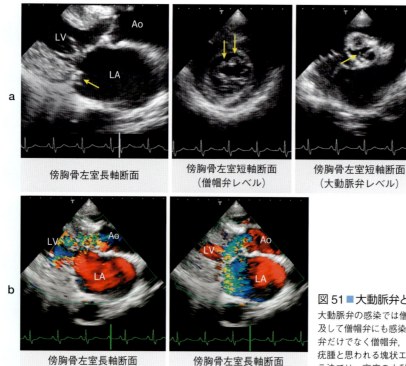

図51 ■ 大動脈弁と僧帽弁の感染性心内膜炎
大動脈弁の感染では僧帽弁—大動脈弁線維部に炎症が波及して僧帽弁にも感染が及ぶことがある．図では，大動脈弁だけでなく僧帽弁，さらには左房壁（僧帽弁輪付近）に疣腫と思われる塊状エコーが認められる（a）．カラードプラ法では，高度の大動脈弁および僧帽弁逆流が認められる（b）．

液培養と心エコー検査に基づいてなされる．
- Duke診断基準においても，心エコー図所見は二大基準の一つに挙げられている．心エコー図所見として大基準に挙げられているのは，以下の項目である．
  - 弁尖または壁心内膜に付着した可動性腫瘤（疣腫）
  - 弁周囲膿瘍
  - 生体弁の新たな部分的裂開
  - 新規の弁閉鎖不全

ⓑ 感染性心内膜炎の経胸壁心エコー検査

検査目的で「感染性心内膜炎の精査」という依頼がきたときには，疣腫の有無（付着部位，可動性・サイズ）や合併症などについて検査していく．

1）疣腫の有無

● 疣腫の付着部位・波及範囲
- 基礎疾患（心室中隔欠損症，大動脈弁二尖弁，僧帽弁逸脱症など）を有する弁や心内膜面に付着し，特に異常血流（高速ジェット）が当たる部位に多い．
- 大動脈弁の感染では僧帽弁—大動脈弁線維部（mitral-aortic intervalvular fibrosa）に炎症が波及して僧帽弁にも感染が及ぶことがある（図51）．
- 僧帽弁の感染では左房内の僧帽弁輪付近に感染が波及することがある（図52）．
- 心室中隔欠損症や右室二腔症などでは，三尖弁や肺動脈弁などにも認めることがある（図53, 54）．

> **試験対策**
> 塊状エコーは疣腫と疑われるが，経胸壁心エコー検査だけでは確定診断できない．疣腫と鑑別を要する疾患として感染性心内膜炎の疣腫，乳頭状線維弾性腫 papillary fibroelastoma，ランブル疣贅（大動脈弁側），腱索断裂（僧帽弁側）などがあり，発熱などの臨床症状や血液培養などの情報を考慮して鑑別するようにする．

● 疣腫の可動性・サイズ
- 経胸壁心エコー検査は，各弁をズームして拡大

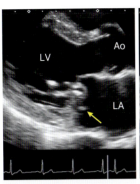

図52 ■ 僧帽弁の感染性心内膜炎
僧帽弁輪部に疣腫と思われる塊状エコー（矢印）が認められる．

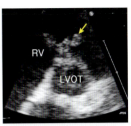

図53 ■ 心室中隔欠損症の感染性心内膜炎
基礎疾患として心室中隔欠損症があり，経胸壁心エコー検査の依頼目的が「抜歯後5ヵ月持続の不明熱の精査」であった症例である．断層心エコー図を観察すると，tricuspid pouch付近に可動性を有する疣腫と思われる塊状エコー（サイズ：11 mm，矢印）が認められる．

図54 ■ 三尖弁と肺動脈弁の感染性心内膜炎
心室中隔欠損症に右室二腔症が合併した症例である（上図）．
三尖弁と肺動脈弁に疣腫と思われる塊状エコーが認められる（下図）．

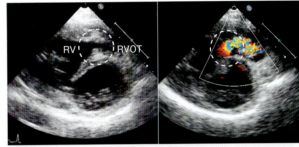

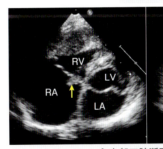

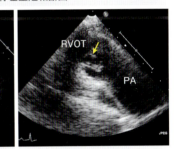

画像で詳細に観察する．
- 疣腫のサイズが10 mm以上であれば，塞栓症の発症率が有意に増加するという報告がある[27]（図55）．

2）感染性心内膜炎の合併症

合併症は，感染性心内膜炎の予後を大きく規定する因子である．合併症は，心臓内の合併症と心臓外の合併症に大別される．

● 心臓内の合併症

- うっ血性心不全
  多くの場合，炎症による弁破壊が進行し弁逆流が増悪して出現する．
- 弁瘤・弁穿孔（図56）
- 腱索断裂
- 人工弁の弁周囲感染による裂開
- 弁周囲感染（弁周囲膿瘍，心筋内膿瘍）

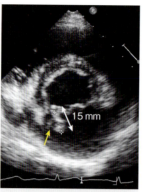

図55 ■ 疣腫のサイズの計測

僧帽弁の感染性心内膜炎の症例で，僧帽弁前尖medial側に可動性を有する疣腫と思われる塊状エコー（黄矢印，サイズ：15 mm）が認められる．

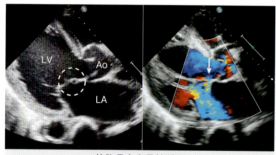
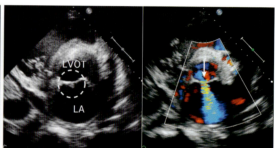

図56 ■ 弁瘤・弁穿孔

感染性心内膜炎の合併症の一つとして，弁瘤が挙げられる．図は僧帽弁前尖に小さな弁瘤（点線円）が認められる症例である．カラードプラ法では，弁接合部と前尖弁腹（矢印）から僧帽弁逆流が生じている．

心臓外の合併症
- 脳塞栓，体塞栓，肺塞栓
- 細菌性動脈瘤の形成，破裂

c 心エコー検査による疣腫の検出率

- 経胸壁心エコー検査では特異度98％，感度60％前後，経食道心エコー検査では特異度94～100％，感度76～100％である[26]．
- 経胸壁心エコー検査は，疣腫の診断において非侵襲的で特異度が高い方法であるが感度は十分ではない．
- 経胸壁心エコー検査だけでは不十分な場合には，積極的に経食道心エコー検査も実施する．また，合併症の除外診断についても，経食道心エコー検査が推奨されている．
- 経食道心エコー検査で陰性であっても，臨床的に感染性心内膜炎の疑いが強い場合には感染性心内膜炎を完全には否定できない．このような場合には，1週間から10日後に再度実施する．経食道心エコー検査と経胸壁心エコー検査がともに陰性の場合は，陰性診断予測率は95％である[28]と報告されている．

文 献
1) Wilkins, GT et al : Percutaneous balloon dilatation of the mitral valve : an analysis of echocardiographic variables related to outcome and the mechanism of dilatation. Br Heart J 60 : 299-308, 1988
2) Hatle, L et al : Noninvasive assessment of atrioventricular pressure half-time by Doppler ultrasound. Circulation 60 : 1096-1104, 1979
3) Smith, M et al : Measurement of mitral pressure half-time in patients with curvilinear spectral patterns [abstract]. Circulation 78 (suppl II) : 31, 1988
4) 日本循環器学会．循環器病の診断と治療に関するガイド

ライン：弁膜疾患の非薬物治療に関するガイドライン（2012年改訂版）http://www.j-circ.or.jp/guideline/pdf/JCS2012_ookita_h.pdf（2016年11月閲覧）

5) Bonow, RO et al : ACC/AHA 2006 Guidelines for the management of patients with valvular heart disease : a report of the American College of Cardiology/American Heart Association task force on practice guidelines(writing committee to revise the 1998 guidelines for the management of patients with valvular heart disease) developed in collaboration with the society of cardiovascular anesthesiologists endorsed by the society for cardiovascular angiography and interventions and the society of thoracic surgeons. J Am Coll Cardiol 48 : e1-148, 2006

6) Osman, O et al : Understanding the pathophysiology of mitral regurgitation : the first step in management. GERIATRICS & AGING 6 : 42-45, 2003

7) Otsuji, Y et al : Mechanism of ischemic mitral regurgitation with segmental left ventricular dysfunction: three-dimensional echocardiographic studies in models of acute and chronic progressive regurgitation. J Am Coll Cardiol 37 : 641-648, 2001

8) Okada, Y : Mitral valve repair for ischemic mitral regurgitation. J Jpn Coron Assoc 12 : 75-81, 2006

9) Grigioni, F et al : Ischemic mitral regurgitation : long-term outcome and prognostic implications with quantitative Doppler assessment. Circulation 103 : 1759-1764, 2001

10) Yoshizawa, J et al : Value and limitations of color Doppler flow mapping in the detection and semiquantification of valvular regurgitation. Int J Card Imaging 2 : 85-91, 1987

11) Katayama, M et al : Incidence of systolic pulmonary venous flow reversal in patients with mitral valve prolapse : influence of the prolapse site. J Cardiol 38 : 319-325, 2001

12) Nisimura, RA et al : 2014 AHA/ACC guideline for the management of patients with valvular heart disease. J Thorac Cardiovasc Surg 148 : e1-e132, 2014

13) Ross, J, Jr et al : Aortic stenosis. Circulation 38（Suppl 1）: 61-67, 1968

14) 泉　知里ほか：心エコー図による大動脈弁口面積のピットフォールズ．心エコー 11：584-592, 2010

15) Garcia, D et al : Discrepancies between catheter and Doppler estimates of valve effective orifice area can be predicted from the pressure recovery phenomenon: practical implications with regard to quantification of aortic stenosis severity. J Am Coll Cardiol 41 : 435-442, 2003

16) Oh, JK et al : Prediction of the severity of aortic stenosis by Doppler aortic valve area determination : prospective Doppler-catheterization correlation in 100 patients. J Am Coll Cardiol 11 : 1227-1234, 1988

17) Booher, AM et al : Diagnosis and management issues in thoracic aortic aneurysm. Am Heart J 162 : 38-46, 2011

18) Kennedy, KD et al : Natural history of moderate aortic stenosis. J Am Coll Cardiol 17 : 313-319, 1991

19) Lancellotti, P et al : European Association of Echocardiography recommendations for the assessment of valvular regurgitation. Part 1 : aortic and pulmonary regurgitation（native valve disease）. Eur J Echocardiogr 11 : 223-244, 2010

20) Tribouilloy, CM et al : Assessment severity of aortic regurgitation using the width of the vena contracta. A clinical color Doppler imaging study. Circulation 102 : 558-564, 2000

21) 日本循環器学会．循環器病の予防と治療に関するガイドライン：循環器超音波検査の適応と判読ガイドライン（2010年改訂版）http://www.j-circ.or.jp/guideline/pdf/JCS2010yoshida.h.pdf（2016年11月閲覧）

22) Baumgartner, H et al : Echocardiographic assessment of valve stenosis : EAE/ASE recommendations for clinical practice. J Am Soc Echocardiogr 22 : 1-23, 2009

23) Quinones, MA et al : Recommendations for quantification of Doppler echocardiography : a report from the Doppler quantification task force of the nomenclature and standards committee of the American Society of Echocardiography. J Am Soc Echocardiogr 15 : 167-184, 2002

24) Kircher, BJ et al : Noninvasive estimation of right atrial pressure from the inspiratory collapse of the inferior vena cava. Am J Cardiol 66 : 493-496, 1990

25) Otto, CM et al : Doppler haemodynamic calculations. Textbook of clinical echocardiography, WB Saunders, 1995

26) 日本循環器学会．循環器病の診断と治療に関するガイドライン：感染性心内膜炎の予防と治療に関するガイドライン（2008年改訂版）http://www.j-circ.or.jp/guideline/pdf/JCS2008_miyatake_h.pdf（2016年10月閲覧）

27) Mügge, A : Echocardiographic detection of cardiac valve vegetations and prognostic implications. Infect. Dis Clin North Am 7 : 877-898, 1993

28) Bayer, AS : Infective endocarditis. Clin Infect Dis 17 : 313-320, 1993

（川井順一）

例題1

連続波ドプラ法で記録した僧帽弁狭窄症における僧帽弁狭窄部通過血流速波形が，拡張早期と拡張末期で尖鋭になっていた．左房—左室間圧較差の半減時間（PHT）を計測して僧帽弁口面積を求める際に，最も適切な接線の引き方はどれか．

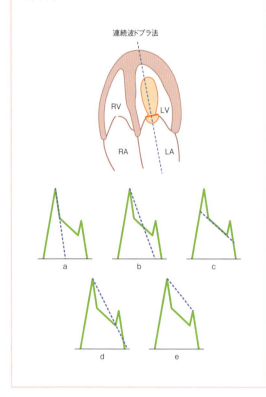

解説 PHT法による僧帽弁口面積の算出方法については，Smith, Mら[3)]が経胸壁心エコー検査によるPHT法と心臓カテーテル法によるGorlinの式での計測値を比較検討している．僧帽弁通過血流速波形の拡張早期が尖鋭な波形を伴うものを計測した結果，平均的なところで計測した相関係数r＝0.59，拡張早期で計測した相関係数r＝0.29，拡張中期で計測した相関係数r＝0.73であり，拡張中期での計測が最も相関が良かったと報告している．したがって，cに示した拡張中期のスロープに接線を引くのが正しい．

解答 c

例題2

写真は，僧帽弁狭窄症における連続波ドプラ法によって記録した僧帽弁狭窄部通過血流速波形である．最も適切な左房—左室間圧較差の半減時間（PHT）はどれか．

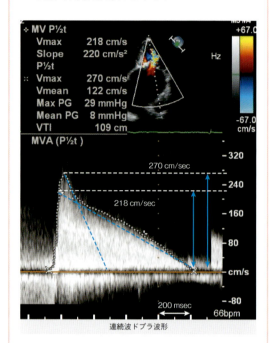

a 80 msec
b 160 msec
c 240 msec
d 320 msec
e 400 msec

解説 PHTは連続波ドプラ法にて記録した僧帽弁通過血流速波形の傾きに沿って接線を引いて，最大血流速度から$1/\sqrt{2}$（≒0.7）になるまでの時間を計測する．僧帽弁通過血流速波形は拡張早期に尖鋭であることから，拡張中期に合わせて接線を引くのが正しい．そのため，最大血流速度が218 cm/secの接線の方を採用し，その速度の$1/\sqrt{2}$（≒0.7）になるまでの時間を計測する．すなわち，血流速度が218×0.7＝152.6 cm/secになるまでの時間を計測すると約320 msecとなる．したがって，dが正しい．

解答 d

例題3

写真を見て正しいものを2つ選べ．

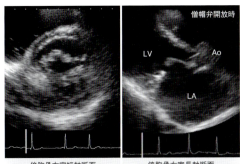

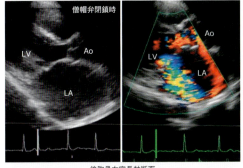

a 僧帽弁逸脱の可能性が高い．
b 腱索短縮による弁接合不全の可能性が高い．
c 腱索の延長による弁接合不全の可能性が高い．
d 中等度の僧帽弁狭窄を認める．
e 弁下部病変は認めない．

解説 心エコー図はリウマチ性僧帽弁狭窄症に中等度僧帽弁逆流が合併した症例である．リウマチ性僧帽弁逆流では，後尖の可動制限が生じると立ったようになるため，前尖と後尖の接合不全が認められて僧帽弁逆流が生じる．このような場合には，前尖が逸脱したように見えるが，弁は短縮しているため弁輪部を超えて左房側へ逸脱することはない．また，弁下部については，中等度の肥厚を認めている．したがって，bとdが正しい．

解答 b, d

例題4

写真を見て正しいものを2つ選べ．

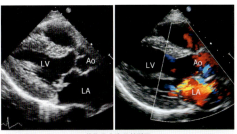

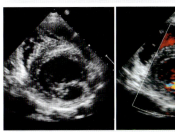

a A3, PCの僧帽弁逸脱を認める．
b P2～P3間に僧帽弁逸脱を認める．
c 僧帽弁に付着した塊状エコーは乳頭状線維弾性腫である．
d 僧帽弁に付着した塊状エコーは疣腫である．
e これだけでは腱索断裂や疣腫などとの確定診断はできない．

解説 僧帽弁の逸脱部位については，断層心エコー図の短軸断面を見ると逸脱部位はA3, PCに見えるが，カラードプラ法を合わせてみると後尖のP2～P3間の逸脱であることがわかる．したがって，bが正しい．また，僧帽弁の弁尖に塊状エコーを認める．これについては腱索断裂であることが予想されるが，感染性心内膜炎の疣腫や乳頭状線維弾性腫 papillary fibroelastoma などとの鑑別が必要である．このためには，発熱などの臨床症状や血液培養などの情報を考慮して鑑別しなければならない．したがって，eが正しい．

解答 b, e

例題5

症例は，陳旧性心筋梗塞で左室駆出率は27％と低下し，中等度の僧帽弁逆流が認められた．写真を見て正しいものを2つ選べ．

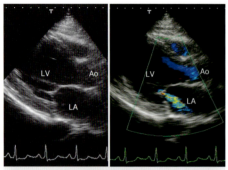
傍胸骨左室長軸断面

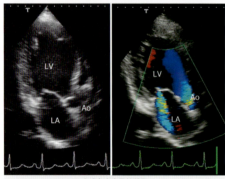
心尖部左室長軸断面

a　A2の僧帽弁逸脱を認める．
b　血行動態が変化すると，逆流の重症度も変化する．
c　僧帽弁後尖のtetheringを認める．
d　僧帽弁逆流ジェットは偏位している．
e　腱索断裂も僧帽弁逆流の原因の一つである．

解説　断層心エコー図では，虚血性心疾患によって左室拡大が生じて，僧帽弁のtetheringが生じて弁接合点は左室側に偏位している．カラードプラ法では，左室側に偏位した弁接合点から中等度の僧帽弁逆流（二次性僧帽弁逆流）が認められる．二次性僧帽弁逆流は，弁自体に明らかな器質的変化はないことから，血行動態によって影響を受ける．問題文にある僧帽弁逸脱や腱索断裂は認めない．また逆流ジェットはcentral jetで偏位していない．したがって，bとcが正しい．

解答 b, c

例題6

高度の僧帽弁閉鎖不全症（大動脈弁逆流はない）において，僧帽弁逆流量をvolumetric法による定量的評価で算出したい．左室流出路通過血流量を59 mLとしたとき，心エコー図に示した計測値から，逆流量（RV），逆流率（RF），有効逆流弁口面積（ERO）で正しい組み合わせを選べ．

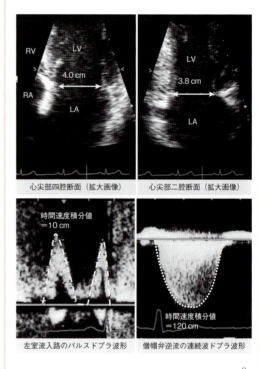

a　RV = 50 mL, RF = 50%, ERO = 0.4 cm^2
b　RV = 50 mL, RF = 60%, ERO = 0.4 cm^2
c　RV = 60 mL, RF = 50%, ERO = 0.5 cm^2
d　RV = 60 mL, RF = 60%, ERO = 0.4 cm^2
e　RV = 60 mL, RF = 60%, ERO = 0.5 cm^2

解説　問題文の中で，左室流出路通過血流量（Q_{LVOT}）= 59 mLが与えられているので，左室流入血流量（Q_{MV}）を以下の式に代入して計測すればよい（本文参照）．

左室流入血流量（Q_{MV}）
　　= 3.14 × (D_{MV2}/2) × (D_{MV4}/2) × TVI_{MV}
　　= 3.14 × (3.8/2) × (4.0/2) × 10 ≒ 119 mL

逆流量(RV) = $Q_{MV} - Q_{LVOT}$
　　　　　= 119 − 59 = <u>60 mL</u>
逆流率(RF) = (逆流量/Q_{MV}) × 100
　　　　　= 60/119 × 100 ≒ <u>50%</u>
有効逆流弁口面積(ERO)
　　　　　= 逆流量/TVI_{MR}
　　　　　= 60/120 = <u>0.5 cm^2</u>

以上より，cが正しい．

解答 c

① 左室流出路通過血流量(Q_{LVOT})を算出する．
　Q_{LVOT} [mL] = 3.14 × $(D_{LVOT}/2)^2$ × TVI_{LVOT}
　　　　　= 3.14 × $(2/2)^2$ × 19 ≒ <u>60mL</u>
② 大動脈弁口面積(AVA)を算出する．
　AVA [cm^2] = Q_{LVOT}/TVI_{AV}
　　　　　= 60/50 ≒ <u>1.2 cm^2</u>

以上より，cが正しい．

解答 c

例題7

写真は，大動脈弁狭窄症の患者の心エコー図である．連続の式によって大動脈弁口面積を算出したい．心エコー図に示した計測値から，大動脈弁口面積で正しいものを選べ．

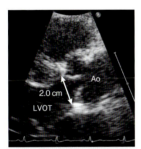

左室流出路 拡大画像

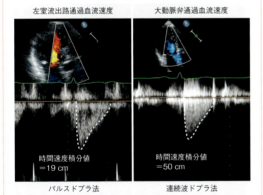

左室流出路通過血流速度　　大動脈弁通過血流速度

時間速度積分値 =19 cm　　時間速度積分値 =50 cm

パルスドプラ法　　　　　　連続波ドプラ法

a　大動脈弁口面積 = 0.8 cm^2
b　大動脈弁口面積 = 1.0 cm^2
c　大動脈弁口面積 = 1.2 cm^2
d　大動脈弁口面積 = 1.4 cm^2
e　大動脈弁口面積 = 1.6 cm^2

解説 図の各計測値を連続の式に代入して算出すればよい(本文参照)．

例題8

写真は，不完全型心内膜床欠損症術後の症例であり，左室流出路～大動脈間に加速血流が認められた．以下の中で，正しいものを2つ選べ．

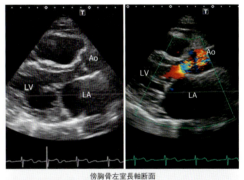

傍胸骨左室長軸断面

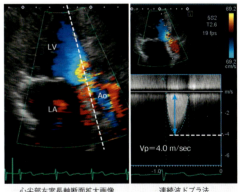

心尖部左室長軸断面拡大画像　　連続波ドプラ法

Vp=4.0 m/sec

a　大動脈弁口面積の計測はプラニメトリ法のみ有効である．
b　大動脈弁口面積の計測は連続の式による方法が有効である．
c　大動脈弁通過血流速度は4.0 m/secである．

d 左室流出路通過血流速度は4.0 m/secと推定される．
e 大動脈弁狭窄の重症度評価はTVI比が有効である．

解説 不完全型心内膜床欠損症（術後）に大動脈弁下部狭窄が合併した症例である．断層心エコー図では左室流出路内に突起物がみられ，カラードプラ法では大動脈弁よりも左室流出路側に加速血流acceleration flowが認められる．連続波ドプラ法で計測した最大血流速度は，加速血流の位置から考えて弁下部での血流速度を反映していることが推定される．このような場合，パルスドプラ法による左室流出路通過血流速度の計測は困難となり，連続の式による大動脈弁口面積計測やTVI比の算出はできない．大動脈弁口面積はプラニメトリ法のみ有効となる．以上のことから，a, dが正しい．

解答 a, d

例題9

症例は，高度の大動脈弁狭窄症の患者である．心エコー図を見て，正しいものを2つ選べ．

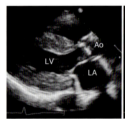
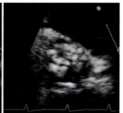

傍胸骨左室長軸断面　　大動脈弁短軸断面 拡大画像

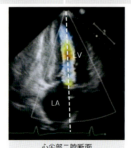

心尖部二腔断面

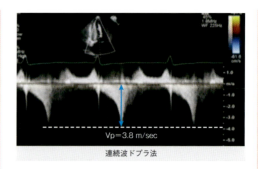

連続波ドプラ法

a 大動脈弁口面積の計測はプラニメトリ法が有効である．
b 大動脈弁口面積の計測は連続の式による方法は参考値となる．
c 大動脈弁通過血流速度は3.8 m/secである．
d パルスドプラ法による左室流出路通過血流速度の確認が必要である．
e 肥大型心筋症を合併している．

解説 高度の大動脈弁狭窄症に求心性左室肥大および左室中部閉塞を合併した症例である．そのため，非対称性左室肥大を呈する肥大型心筋症とは考えにくい．断層心エコー図での大動脈弁短軸断面は，大動脈の変化が強く弁口の同定が困難であることから，プラニメトリ法での計測はできない．また，左室中部閉塞によって左室中部には加速血流が認められ，その速度は3.8 m/secと推定される．また，収縮終期にピークを有する波形を呈している．したがって，提示したドプラ波形は，大動脈弁通過血流のドプラ波形ではないことがわかる．左室中部閉塞では，閉塞が左室中部から左室流出路まで及んでいることがあるので，パルスドプラ法による左室流出路通過血流速度の確認が必要である．そのとき，多少なりとも加速が認められたら，連続の式による方法で計測した大動脈弁口面積は，「参考値」と報告書にはコメントする．以上のことから，b, dが正しい．

解答 b, d

弁膜疾患

例題10

症例は，大動脈弁閉鎖不全症の患者である．写真を見て，誤っているものを2つ選べ．

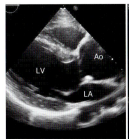
傍胸骨左室長軸断面　　大動脈弁短軸断面

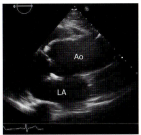
大動脈基部長軸断面

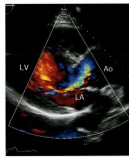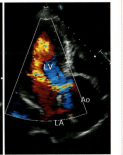
傍胸骨左室長軸断面　　心尖部左室長軸断面

a 大動脈弁二尖弁も大動脈弁逆流の原因の一つである．
b 上行大動脈の拡大は認めない．
c 大動脈弁逆流の重症度評価として，vena contractaは有効である．
d 大動脈弁逆流は僧帽弁前尖に向かって偏位している．
e 合併症に大動脈縮窄症があり，下行大動脈などの観察が必要である．

解説 上行大動脈拡大を伴った大動脈弁二尖弁の症例である．断層心エコー図の長軸断面では大動脈弁尖の接合不全があるように見える．短軸断面では大動脈弁はvertical型の二尖弁である．この大動脈弁二尖弁による逆流ジェットは，僧帽弁前尖側に向かって偏位しているので，vena contractaは適用できない．大動脈弁二尖弁では上行大動脈拡大だけではなく，大動脈解離，大動脈縮窄症などを合併することがあるので，大動脈についても詳細に観察する．以上のことから，b, cが誤りである．

解答 b, c

例題11

症例は，大動脈弁閉鎖不全症の患者である．写真を見て，誤っているものを2つ選べ．

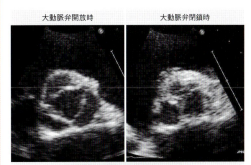
大動脈弁開放時　　大動脈弁閉鎖時
大動脈弁短軸断面

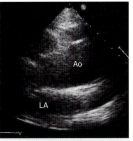
大動脈弁短軸断面

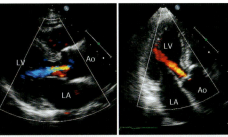
傍胸骨左室長軸断面　　心尖部左室長軸断面

a 大動脈弁二尖弁が大動脈弁逆流の原因である．

b 上行大動脈の拡大を認める．
c 大動脈弁逆流の重症度評価として，vena contractaは有効である．
d 大動脈弁逆流は僧帽弁前尖に向かって偏位している．
e 大動脈弁の弁尖中央に接合不全が認められる．

解説 上行大動脈拡大の症例である．断層心エコー図の短軸断面では，大動脈弁は三尖が認められるが，弁尖中央に接合不全が生じて中等度の大動脈弁逆流が認められる．大動脈弁逆流ジェットの方向はcentral jetであることから，大動脈弁逆流の重症度評価にvena contractaは有効である．以上のことから，a, dが誤りである．

解答 a, d

例題12

症例は，大動脈弁閉鎖不全症の患者である．写真を見て，正しいものを2つ選べ．

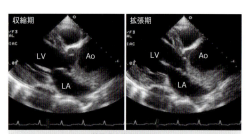
傍胸骨左室長軸断面

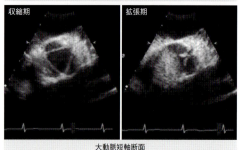
大動脈短軸断面

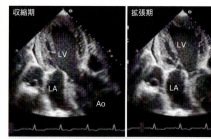
心尖部左室長軸断面

a 大動脈弁は二尖弁である．
b 大動脈弁の逸脱を認める．
c 上行大動脈に解離腔を認める．
d 下行大動脈に解離腔は認めない．
e 検査時に示した心エコー図が認められたら医師に連絡する．

解説 上行大動脈解離（Stanford A型解離）の症例である．断層心エコー図の長軸断面では大動脈基部直上まで解離腔に覆われている．短軸断面では，収縮期に大動脈弁は三尖が認められ，拡張期に解離腔が無冠尖側に張り出している．さらに左房後方に下行大動脈が描出されており，解離腔が認められている．上行大動脈解離では，高度の大動脈弁逆流，解離腔による冠動脈基部の圧排，大動脈弓分岐部への解離の進行，さらに心タンポナーデなど緊急度の高い状態に陥ることがあるので，医師への連絡を要する．以上のことから，c, eが正しい．

解答 c, e

例題13

写真を見て，誤っているものを2つ選べ．

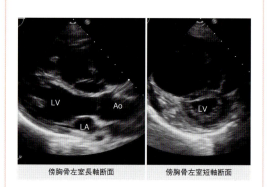
傍胸骨左室長軸断面　傍胸骨左室短軸断面

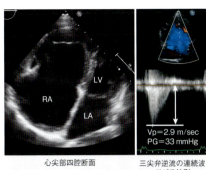

心尖部四腔断面　　三尖弁逆流の連続波ドプラ波形

- a　著明な右心系の拡大を認める.
- b　三尖弁前尖の付着異常を認める.
- c　三尖弁逆流の連続波ドプラ波形は記録不良である.
- d　肺高血圧は認めない.
- e　右房化右室を認める.

解説　Ebstein奇形の症例である．正常では心臓の発達過程において，三尖弁は右室心筋内層から掘れ込む（undermining）ことで分離される．Ebstein奇形では，三尖弁の分離障害や右室心筋の形成障害によって，三尖弁の中隔尖や後尖が右室壁に貼りついて（plaster），弁の付着部位が本来の弁輪位置から離れて心尖部方向に著明に偏位する．そのために本来の弁輪位置と偏位した三尖弁の付着位置の間に右房化右室が形成される．

心尖部四腔断面では，著明な右室の拡大と三尖弁中隔尖の付着位置が心尖部方向に偏位している．左室短軸断面では，左室の形態はD-shapeであり，三尖弁逆流の連続波ドプラ波形はカットオフサインが認められる（記録不良ではない）ことから，肺高血圧がみられる．以上のことから，b, dが誤りである．

解答　b, d

例題14

写真を見て，誤っているものを2つ選べ．

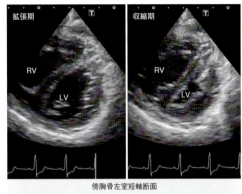

傍胸骨左室短軸断面

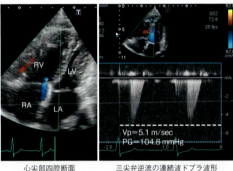

心尖部四腔断面　　三尖弁逆流の連続波ドプラ波形

- a　右心系の拡大を認める.
- b　右室は圧負荷よりも容量負荷の影響が大きい.
- c　三尖弁逆流は軽度である.
- d　三尖弁逆流の重症度と右室圧は相関する.
- e　下大静脈も観察すべきである.

解説　肺高血圧の症例である．断層心エコー図の短軸断面では，拡張期，収縮期ともに左室の偏平化を認めることから容量と圧の両負荷の状態であることがわかる．左室の偏平化の程度は収縮期に大きいことから，圧負荷による影響が大きい．心尖部四腔断面の断層心エコー図では右心系拡大が認めるが，カラードプラ法では三尖弁逆流は軽度である．三尖弁逆流と右室圧は相関しないことから，三尖弁逆流がわずかでも連続波ドプラ法で右室―右房間圧較差は計測を試みるべきである．右室―右房間圧較差が高値である場合に

は，下大静脈のサイズ・呼吸変動，肝静脈拡大の有無などを評価すべきである．以上のことから，b, dが誤りである．

解答 b, d

例題15

症例は23歳男性で，バイク事故にて病院に搬送された患者である．そのときの心エコー図を見て，誤っているものを2つ選べ．

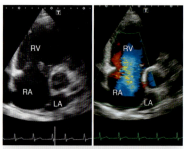
傍胸骨左室短軸断面（大動脈弁レベル）

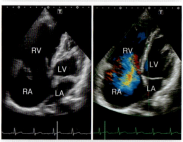
心尖部四腔断面

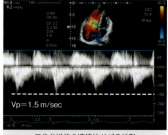
三尖弁逆流の連続波ドプラ波形

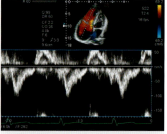
三尖弁弁尖レベルのパルスドプラ波形

a 三尖弁の中隔尖と後尖の接合は離開し，前尖はflail leafletになっている．
b 著明な右室拡大を認める．
c 三尖弁逆流の重症度評価は軽度である．
d 三尖弁逆流の連続波ドプラ波形は，右室―右房間圧較差が緩徐に減少するためにカットオフサインがみられる．
e 三尖弁口のパルスドプラ波形は，層流であり，正確な右室―右房間圧較差は計測できない．

解説 外傷性三尖弁閉鎖不全症の症例である．断層心エコー図の短軸断面（大動脈弁レベル）では，著明な右心系拡大によって中隔尖と後尖の接合は離開し，心尖部四腔断面では前尖がflail leafletであり，高度の三尖弁逆流が生じている．三尖弁逆流の連続波ドプラ波形は，右室―右房間圧較差が緩徐ではなく急激に減少するためカットオフサインがみられる．また，三尖弁口のパルスドプラ波形は層流であるのがわかる．以上のことから，c, dが誤りである．

解答 c, d

【参考】
　三尖弁の各弁尖の位置関係は，三次元心エコー法の登場によってわかりやすくなった．Addetia, Kらは，経胸壁三次元心エコー法を用いてmulti-planar reconstruction（MPR）法によって三尖弁の各弁尖と断層図を対応づけて表示しているので参照されたい（Addetia, K et al：J Am Soc Echocardiogr 29：74-82, 2016）．

例題16

症例は81歳女性で，ろれつが回らず，会話の内容も変であった．様子を見ていたが，改善されないため救急搬送となった患者である．そのときの心エコー図では僧帽弁付近に可動性を有する塊状エコーが認められた．以下の中から，正しいものを2つ選べ．

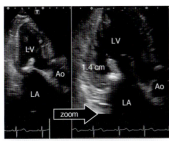

心尖部左室長軸断面

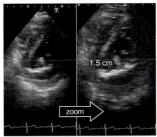

傍胸骨左室短軸断面（僧帽弁レベル）

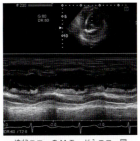

塊状エコーのMモード心エコー図

a 高度の僧帽弁狭窄症を認める．
b 僧帽弁輪に疣腫の付着と確定診断できる．
c 僧帽弁に感染が波及してくる可能性がある．
d 塊状エコーは太いため塞栓症を合併する可能性は低い．
e 大動脈弁には明らかな異常を認めない．

解説 僧帽弁の感染性心内膜炎の症例である．81歳ということもあり僧帽弁輪に石灰化を認めるが，高度の僧帽弁狭窄症は認めない．僧帽弁輪に塊状エコーが認められ疣腫が弁輪に付着している可能性が考えられるが，これだけでは確定診断することはできない．感染は僧帽弁輪から僧帽弁にも波及してくる可能性があるので，検査時には詳細に観察する必要がある．塊状エコーは，サイズが1 cm以上であることや可動性があることから塞栓症を合併する可能性はある．大動脈弁には明らかな異常は認めない．以上のことから，c, eが正しい．

解答 c, e

例題17

症例は61歳男性で，僧帽弁逸脱症にて他院で経過観察中であった．今回，間歇的な不明熱があり，いったん解熱するもその後，発熱，炎症反応上昇のため当科受診となった．そのときの心エコー図を見て，正しいものを2つ選べ．

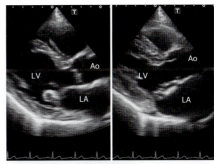

傍胸骨左室長軸断面

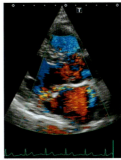

傍胸骨左室長軸断面

a 前尖の僧帽弁逸脱症を認める．
b 僧帽弁後尖に太い腱索断裂を診断できる．

c 僧帽弁瘤は認めない．
d 脳梗塞など塞栓症の可能性がある．
e 僧帽弁逆流の重症度評価は中等度以上と考えられる．

解説 僧帽弁の感染性心内膜炎の症例である．僧帽弁は，拡張期には左室側に弁瘤（逸脱は左房側に認める）を形成し，収縮期には後尖側に疣腫が疑われる約2cmの棍棒状エコーが認められる．棍棒状エコー（黄矢印）は，サイズが大きく脳梗塞など塞栓症の可能性があるので注意を要する．僧帽弁逆流はwrap roundしていることから中等度以上であることがわかる．以上のことから，d, eが正しい．

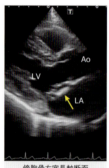

傍胸骨左室長軸断面

解答 d, e

例題18

症例は28歳男性で，心室中隔欠損症にて経過観察中であった．今回，発熱が持続するため来院した患者である．そのときの心エコー図を見て，正しいものを2つ選べ．

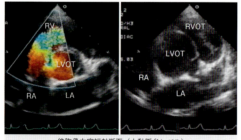

傍胸骨左室短軸断面（大動脈弁レベル）

a Kirklin分類Ⅰ型の心室中隔欠損症を認める．
b 肺動脈弁に疣腫様エコーの付着が強く疑われる．
c 肺動脈弁の異常エコーと心室中隔欠損症の関係性はない．
d 三尖弁への波及も観察する必要がある．
e 脳梗塞を合併する可能性がある．

解説 肺動脈弁の感染性心内膜炎の症例である．基礎疾患として心室中隔欠損症を認め，欠損孔が膜様部にあることからKirklinⅡ（またはⅢ）型であることがわかる．KirklinⅠ型は右室流出路の肺動脈弁直下に認めるタイプである．心室中隔欠損症の短絡血流は高速であり，高速ジェットが当たる心内膜面，三尖弁，肺動脈弁に感染が波及することがある．今回提示した心エコー図でも肺動脈弁に疣腫が強く疑われる塊状エコーの付着を認めている．肺動脈弁の疣腫がとぶと，脳梗塞ではなく肺塞栓を合併する．以上のことから，b, dが正しい．

解答 b, d

冠動脈疾患

心エコー図検査による冠動脈疾患の評価は支配領域に一致する局所壁運動異常を診断することや虚血以外の原因による壁運動異常との鑑別，心筋梗塞に伴う合併症，冠動脈血流を診断することである．

1 局所壁運動異常

局所壁運動異常部位の診断により，閉塞または狭窄した冠動脈を推定することができる[1]．判読の基本断面は傍胸骨左室長軸断面，傍胸骨左室短軸断面（基部・中部・心尖部），心尖部長軸断面，心尖部二腔断面，心尖部四腔断面の7断面である．局所壁運動異常を評価する場合は，次の3点に着目して判読するとよい．

a 心内膜面の内方運動の程度

壁運動異常は左室心内膜面の動きで判定すると理解しやすいが問題点も多い．

＊判読時の注意点
- 短軸断面による観察：短軸断面は基部から心尖部まで連続的に記録できる点や局所壁運動異常部位の対側や両側を同時に観察できる利点がある．心尖部長軸断面は真の心尖部描出が困難であり，心尖部短軸断面による評価は必須である．
- 代償性運動：局所壁運動異常部の対側は代償性に過収縮となる．前壁中隔領域の急性心筋梗塞では下後壁側の代償性過大運動により左室流出部狭窄が起こることがある．
- 心内膜面の描出：描出不良時は多断面・季肋下からの断面を用いるが，それでも描出困難な場合は無理な判読をせずほかの検査に委ねるべきである．
- 心内膜面判定の問題点：限局した無収縮部位は周囲の健常な心筋の収縮により心内膜面が内方運動inward motionすることがある．また，心臓全体の動きに影響を与える病態（脚ブロックや開心術後など）に伴い心内膜面の動きだけでは判定が困難な場合がある[1]．

b 収縮期の壁厚増加の程度

局所壁運動異常asynergyは心内膜面の運動とともに収縮期の壁厚増加wall thickeningで評価する．壁厚増加は正常normokinesis，低収縮hypokinesis，無収縮akinesis，収縮期に外方運動をする奇異性収縮dyskinesis，瘤状aneurysmに分類する．低収縮をさらに軽度低収縮mild hypokinesisと高度低収縮severe hypokinesisに分ける場合もある[1]．壁運動異常評価はアメリカ心エコー図学会American Society of Echocardiography（ASE）のガイドラインに基づいて左室を16分画（基部，中部をそれぞれ6分画，心尖部を4分画）（図1），あるいはこれに心尖先端を加えた17分画（図2）に分け，各領域における壁運動低下の程度を点数化し，観察できた領域数から全体の重症度を半定量できる[3,4]．wall motion score index（WMSI）は観察できない領域を除いて評価でき，壁運動の半定量評価法として経過観察に有効である．WMSIが1.7以上の症例では心筋灌流異常が20％以上あり，再灌流療法後に左室収縮能が改善しても心筋梗塞再発作・心不全・重篤な不整脈などの合併症が高率であると報告されている[2]．心エコー図検査で

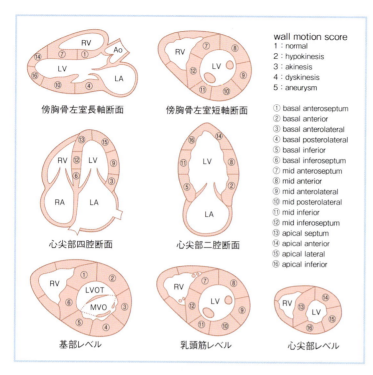

図1■アメリカ心エコー図学会（ASE）推奨左室16分画モデル

LVOT：左室流出路，MVO：僧帽弁口．

（文献1）より引用）

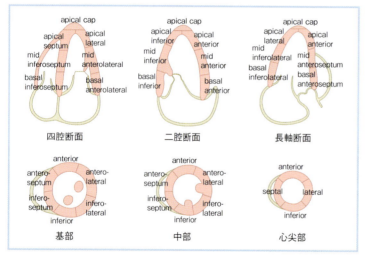

図2■アメリカ心エコー図学会（ASE）推奨左室17分画モデル

（文献1）より引用）

は真の心尖部描出が困難な場合が多く，一般的には従来の16分画を用い，心筋コントラスト法や心筋シンチグラフィー，MRIなどのほかの画像診断との比較に17分画を使用することが推奨されている[1]．

***判読時の注意点**

壁厚増加の程度の一般的な評価の目安は，正常を40％以上，低収縮を30％以下，無収縮を10％以下として判定している．

> **試験対策** 壁運動の半定量評価法：WMSI
>
> 領域ごとに正常＝1点，低収縮＝2点，無収縮＝3点，奇異性収縮＝4点，瘤状＝5点と点数化する．観察できた領域の総和点数 wall motion score を観察できた領域数で割った平均値が WMSI である．

WMSI＝wall motion score/観察できた左室分画数

ⓒ 壁のエコー性状

エコー性状より心筋の変性の程度を診断する．壁厚の菲薄化・エコー輝度の増強と無収縮があれば心筋壊死と瘢痕化（scar）を考える．しかし陳旧性心筋梗塞患者症例で無収縮部位の壁厚が保たれ，エコー輝度も健常部と差異がなければ，心筋バイアビリティ（viability：生存能）はある可能性が高い．

＊判読時の注意点

虚血による局所壁運動異常症例のエコー性状は急性期では心筋エコー輝度に変化はなく壁厚を認めるが，慢性期では心筋エコー輝度増強と壁厚の菲薄化を認める．

> **試験対策　気絶心筋と冬眠心筋**
>
> 心筋バイアビリティが保たれていても壁運動異常は出現する[1]（「7．負荷心エコー」参照）．
> 気絶心筋myocardial stunningは一過性心筋虚血（比較的短時間の高度心筋虚血）後，再灌流法により冠血流は回復しているが心筋収縮が改善しない状態であり，低用量のドブタミンにより壁運動回復を認める．
> 冬眠心筋myocardial hibernationは慢性心筋虚血（高度な冠血流の低下が慢性的に持続）により壁運動が低下している状態であり，低用量のドブタミンにより壁運動は回復するが，高用量のドブタミンにより再度壁運動低下が出現する．

2 左室の区分と冠動脈支配領域

左室壁運動異常から責任冠動脈の病変を推定するため，冠動脈支配領域を理解することは重要である[4]．ただし，冠動脈支配領域には個人差があることや側副血行路の存在により壁運動異常部位だけでは責任冠動脈の推定ができない場合がある．

ⓐ 陳旧性心筋梗塞の虚血領域の典型的な心エコー図

①前壁中隔梗塞（図3），②後壁梗塞（図4），③下壁

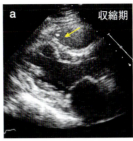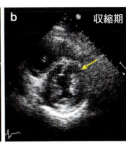

図3 ■ 前壁中隔梗塞
a：傍胸骨左室長軸断面，b：傍胸骨左室短軸断面．
長軸断面では前壁中隔中部の無収縮（矢印）と対側の後壁の過収縮，短軸断面では1時方向に限局した無収縮（矢印）を認める．責任冠動脈：左前下行枝．

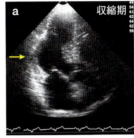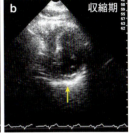

図4 ■ 後壁梗塞
a：心尖部左室長軸断面，b：傍胸骨左室短軸断面．
長軸断面では後壁基部から中部の無収縮（矢印）と対側の前壁の過収縮，短軸断面では6時方向に限局した無収縮を認める（矢印）．責任冠動脈：左回旋枝．

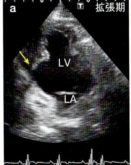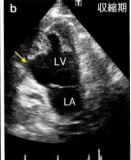

図5 ■ 下壁梗塞（心尖部二腔断面）
下壁基部から中部の無収縮（矢印）と菲薄化・エコー輝度増強，短軸断面では8時方向に限局した無収縮を認める（矢印）．下壁中部にhinge pointを認め心室瘤を疑う．責任冠動脈：右冠動脈．

梗塞（図5）．

> **試験対策　一般的な責任冠動脈の支配領域**
>
> ● 左冠動脈前下行枝：心室中隔の前側2/3と左

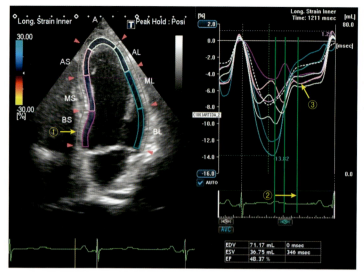

図6 ■ 2Dスペックルトラッキング法（心尖部四腔断面 longitudinal strain 画像）

胸痛を訴えて受診し緊急エコーとなった患者のストレイン曲線である．下壁基部と中部（①矢印）ではほかの領域より変化率が低下し（②矢印），収縮ピークの時相も遅れており（③矢印），下壁基部の駆出後収縮（PSS）が定量的にわかる．

室前壁．
- 左回旋枝：左室後壁．
- 左冠動脈前下行枝の対角枝または左回旋枝からの鈍角枝（後側壁枝）：左室側壁．
- 右冠動脈後下行枝：心室中隔の後側1/3と下壁と右室．

3 冠動脈疾患の主な検査項目

虚血性心疾患は慢性期（安定狭心症や陳旧性心筋梗塞など）と，急性期（不安定狭心症や急性心筋梗塞などの急性冠症候群）に分けられる．安静時に局所壁運動異常を認めない安定狭心症や狭心症・無症候性心筋虚血を疑う場合は負荷心エコー図検査を実施する（「7．負荷心エコー」参照）．虚血が高度な不安定狭心症例では壁運動異常や拡張障害を認める．一過性の発作後に壁運動異常の回復を認めた不安定狭心症では発作寛解後から時間が経過するほど診断は困難になるため2Dスペックルトラッキング法を用いて評価すると理解しやすい．主な検査項目は①心腔計測，②左室収縮・拡張能，③弁機能，④右心系に加えて，⑤WMSI，⑥心拍出量（一回拍出量：左室流出路径と時間速度積分値から求められる），⑦心臓周囲の観察（心膜液貯留，血腫），⑧合併症（血栓，心室瘤，乳頭筋不全による逆流などの異常血流），⑨冠動脈血流評価などである．

*判読時の注意点

壁運動異常の診断にはある程度の経験が必要である．壁厚の保たれた低収縮症例や前回と異なる領域に壁運動異常を認めた場合，虚血部の側副血行路の発達例，再灌流治療後で冠動脈の支配領域に一致しない場合など診断に苦慮することがある．その場合は2Dスペックルトラッキング法を活用して収縮早期の収縮遅延tardokinesisや駆出後収縮運動post-systolic shortening（PSS），収縮が改善した後の拡張運動遅延post-ischemic diastolic stunningなどを客観的・定量的に評価する（図6）．

4 虚血以外の原因による壁運動異常との鑑別

虚血がなくても局所壁運動異常を診断することはある．緊急時は少ない患者情報で検査をすることが多く，検査室で直前に①身体所見，②聴診，③モニターの心電図波形の変化を確認して冠動脈疾患との鑑別に用いる．胸痛を訴える初診患者の場合は心膜炎やたこつぼ心筋症（図7），大動脈解離などを念頭に検査する．

ⓐ 虚血がなくても局所壁運動異常をきたす疾患

①心膜炎，②心筋炎，③たこつぼ心筋症，④肥大型心筋症，⑤拡張型心筋症，⑥サルコイドーシス，⑦高血圧性心疾患，⑧肺塞栓，⑨気胸や早期再分極などST-T変化をきたしうる疾患を有する患者が胸部症状を訴えた場合，⑩強い胸背部痛を訴える大動脈解離などが考えられる．

ⓑ 虚血がなくても局所壁運動異常をきたす病態

①心室中隔の奇異性運動［右室容量負荷疾患（高度三尖弁逆流・心房中隔欠損など），右房負荷疾患（肺高血），開心術後，完全左脚ブロック，右室ペーシング症例，刺激伝導障害（WPW症候群など）］，②心膜液大量貯留，③心臓外部からの圧排（胸部大動脈瘤，縦隔腫，心嚢内異常構造物，食道裂孔ヘルニア，食直後の胃の内容物，高度肥満症例の肝臓による圧排など）がある．

5 心筋梗塞に伴う合併症

心エコー図検査が有用な合併症には，急性期合併症では左室機能不全，急性僧帽弁逆流，機械的合併症，心膜炎，慢性期合併症には心室瘤，左室内血栓，右室梗塞がある．慢性期合併症でも急性増悪の可能性が高い仮性心室瘤や心外膜下瘤もある．機械的合併症では早期発見と外科的な早期治療が必要であり，検査直前の聴診は必須である．急性心筋梗塞では特に，機械的合併症を迅速かつ的確に評価する必要がある．

＊心エコー画像設定の注意点
- 心臓周囲（心膜液貯留や血腫エコーなど）：視野深度を深めに設定する．
- 梗塞部（瘤化，血栓，交通孔，穿孔部など）：フレームレートを上げて（視野深度を浅く，画角を小さく），ゲインやダイナミックレンジを調整する．
- 欠損部・短絡血流の描出：フォーカスとカラーの関心領域を近距離に設定する．

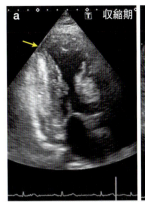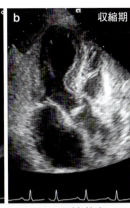

図7■虚血のない局所壁運動異常症例との鑑別（心尖部左室長軸断面）

a：心尖部の無収縮と基部から中部の過収縮を認める．後乳頭筋付近に hinge point（矢印）を認め心尖部に壁在性血栓を疑う．推定病名：壁在性血栓を伴う心室瘤．
b：左図同様に心尖部の無収縮と基部から中部の過収縮を認める．心尖部に hinge point は認めない．推定病名：たこつぼ心筋症疑い．
ただし，身体所見・心電図波形・心エコー図所見に差異は少なく，その鑑別には冠動脈造影による責任冠動脈の閉塞の評価が必要である．

ⓐ 左室機能不全

身体所見で心不全増悪を疑う場合は速やかに心エコー図検査を施行する．心エコー図検査では①左室収縮能・拡張能に加えて，②左室拡大（瘤形成，リモデリング），③梗塞部の壁厚・性状の変化，④局所または，びまん性壁運動異常，⑤血栓またはもやもやエコーspontaneous echo contrast，⑥僧帽弁逆流の成因・重症度を評価する[1]．

> **試験対策**
>
> リモデリングした広範囲梗塞との鑑別疾患：拡張型心筋症（図8）．
> 確定診断：冠動脈造影（心エコー図による冠動脈血流評価は描出可能は場合のみ）．

ⓑ 心筋梗塞による急性僧帽弁逆流

心筋梗塞による急性僧帽弁逆流は血行動態の破綻を伴い多くは予後不良である[1]．

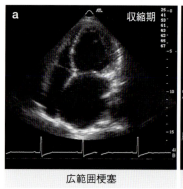 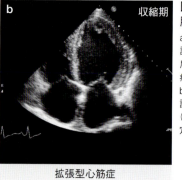

図8 ■ 広範囲梗塞との鑑別（心尖部四腔断面）

a：左房拡大・左室軽度拡大とびまん性低収縮を認める．心室中隔の壁厚は比較的薄くエコー輝度増強を認める．左房は拡大著明である．推定病名：広範囲梗塞．
b：左房軽度拡大・左室拡大とびまん性低収縮を認め，壁厚増加あり．僧帽弁の後方への牽引（tethering）を認め，僧帽弁逆流を強く疑う．推定病名：拡張型心筋症．

表1 ■ 機械的合併症の臨床像による鑑別ポイント

	自由壁破裂	心室中隔穿孔	乳頭筋断裂
平均年齢（歳）	69（女性に多い）	63（男性に多い）	65
梗塞部位	前壁：50％	前壁：66％	前壁：25％
新たな心雑音	25％	90％	50％
thrill触知	なし	あり	まれ
心エコー図所見	・心膜液貯留 ・血腫エコー	・欠損部位の描出 ・短絡血流	・弁尖の翻転，逸脱部位 ・僧帽弁逆流重症度
死亡率：内科治療	90％	90％	90％
死亡率：外科治療	まれ	50％	40〜50％

（文献5）より引用改変）

● 乳頭筋機能不全

虚血した乳頭筋の収縮障害により同側の弁尖も可動性が低下し，接合不全となる．心エコー図検査では，①乳頭筋のエコー性状（腱索から乳頭筋にかけてエコー輝度増強），②弁尖の可動性（対側の健常な弁尖は収縮期に逸脱様に過大運動），③僧帽弁逆流の重症度（虚血側の弁尖に沿った偏位血流）などを観察する．

● 機能性僧帽弁逆流

著明な左室拡大と収縮低下を認める広範囲梗塞では，左室拡大に伴い乳頭筋が後方心尖部へ偏位して腱索から僧帽弁を後方へ牽引（テザリング tethering）し弁尖の可動性を制限する．さらに僧帽弁輪も拡大して弁尖の接合不全を増長し逆流を生じる．心エコー図検査では，①左室の形態，②乳頭筋付着部の壁運動異常，③僧帽弁の可動性低下（牽引の程度，tenting heightとtenting area計測），④僧帽弁逆流の重症度，⑤弁輪拡大などを観察する（「1. 弁膜疾患」参照）．

> **試験対策**
>
> 高度機能性僧帽弁逆流の診断基準は器質的僧房弁逆流と異なる（「1. 弁膜疾患」参照）．
> - 有効逆流面積（ERO）≧0.2 cm^2
> - 逆流量≧30 mL
> - 逆流率≧50％

● 機械的合併症

機械的合併症の鑑別に心エコー図検査は非常に有用である．急性心筋梗塞では診断直後から繰り返し心雑音の変化を確認する必要がある（表1）[5]．

● 左室自由壁破裂

左室自由壁破裂left ventricular free wall ruptureの急性型（穿孔性破裂型blow-out type）はただちに心タンポナーデをきたし急死に至るため検

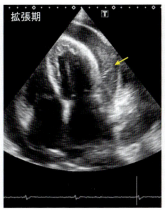
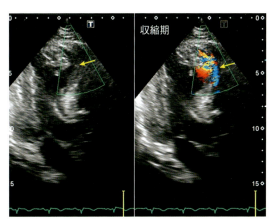

図9 ■ 自由壁破裂(心尖部四腔断面)
急性下壁梗塞で再灌流治療後に軽快退院した後,外来エコーで下壁菲薄化と心膜液大量貯留を指摘された症例である.全身状態は比較的安定していた.
エコー所見:全周性に心膜液大量貯留と心膜液内に新たな血腫様エコーを認める(矢印).

図10 ■ 心室中隔穿孔(心尖部左室長軸断面)
急性前壁梗塞で入院中に胸痛・呼吸困難を訴え,心不全症状増悪を認めた症例であり,聴診上は全収縮期雑音を聴取した.
エコー所見:心室中隔中部に欠損孔を認め(矢印),カラードプラ法では同部位に収縮期に左─右短絡血流を認める.

査室で経験することはほとんどない.亜急性型(出血性解離型oozing rupture type)は破裂の進行が遅く心膜腔内に血液がにじみ出るように貯留するため,心エコー図検査を繰り返して血行動態をこまめに観察する必要がある(図9).心エコー図検査では,①心膜液量の変化(拡張期の心膜腔径を計測して経時的に評価),②心膜腔内の血腫エコー(コアグラタンポナーデの有無),③壁の菲薄化,④右室の拡張期虚脱diastolic collapse,⑤右房の収縮期虚脱systolic collapse,⑥破裂部位の検出(可能な限り)を観察する.

＊判読時の注意点
　心膜液量・虚脱は意外と小さいので見逃さないように観察する.

試験対策
心タンポナーデ:心膜液貯留により心膜腔圧が上昇し心腔内圧を超える場合に心房・心室の拡張障害(右心系で顕著)が起こり静脈還流低下をきたすこと.心膜液貯留量は少量でも急激に増加した場合は起こりうる.

● 心室中隔穿孔
　心室中隔穿孔ventricular septal ruptureは,急性心筋梗塞後の心室中隔の欠損と左─右短絡血流を検出できれば診断は確定する[1].多くは前壁中隔梗塞や下壁梗塞に伴って発生するため,好発部位は心尖部寄りの心室中隔や下壁である[2].新たな全収縮期雑音を聴取したにもかかわらず僧帽弁逆流に変化がない場合は心室中隔穿孔を疑う(図10).心エコー図検査では,①壁運動異常,壁厚減少,エコー輝度増強,②右室容量負荷(拡大,壁運動低下,右室圧上昇など),③心室中隔瘤の有無,④欠損孔の描出(hinge point,菲薄部位の断裂),⑤カラードプラ法による左─右短絡血流(穿孔箇所が複数,偏位した短絡血流の描出は困難),⑥診断が困難な場合は経食道心エコー図検査を実施する.

● 乳頭筋断裂
● 急性心筋梗塞で脆弱化した乳頭筋が断裂(papirally muscle rupture)すると,急性の重症僧帽弁逆流を認める(図11).好発部位は後内側乳頭筋である.心エコー図検査では,①収縮期に左房側に大きく翻転した僧帽弁(flail mitral leaflet),②弁尖・腱索に付着する塊状エコー(断裂した乳頭筋の一部)③カラードプラ法による僧帽弁逆流重症度,④診断が困難な場合は経食道心エコー図検査を実施する.

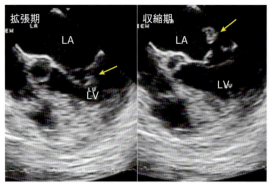
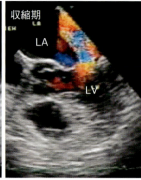

図11 ■ 乳頭筋断裂（経食道心エコー図四腔断面）

急性下壁梗塞入院中に呼吸困難を訴え，胸部X線で両側肺水腫を認めた症例である．
エコー所見：僧帽弁尖に認める塊状エコー（矢印）は拡張期に左室側，収縮期に左房側へ翻転している．塊状エコーは断裂した乳頭筋を疑う．カラードプラ法では同部位に中等度以上の僧帽弁逆流を認める．

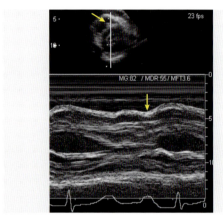

図12 ■ 心膜液貯留（傍胸骨左室短軸断面）

急性心筋梗塞後に急激に心不全症状を認めた症例であり，聴診上は心膜摩擦音を聴取した．
エコー所見：右室前方と左室後方にエコーフリースペースを認める．右室の拡張期虚脱 diastolic collapse を認めるが，血腫様エコーは認めない．推定病名：心膜炎，心タンポナーデ．

> **試験対策**
>
> **心筋梗塞による急性僧帽弁逆流の成因**
>
> ①左室拡大に伴う弁輪部拡大，②乳頭筋不全，③左室拡大と乳頭筋付着部領域の無収縮による tethering，④乳頭筋断裂．

ⓓ 心膜炎

梗塞後早期の心膜炎 pericarditis は男性，前壁梗塞，広範囲梗塞，心不全症例に多いが，前述の亜急性型の左室自由壁破裂にもまれにある．心膜液貯留（図12）は少量で心タンポナーデはまれであるが，血性心膜液による心タンポナーデ（コアグラタンポナーデ）はある（図9）．心エコー図検査では，①心膜液量の変化（心タンポナーデ所見の有無を経時的に評価），②血腫エコーとの鑑別，③仮性心室瘤，心外膜下心室瘤との鑑別などを行う．心膜摩擦音は聴取可能だが，突然出現し数十分，数時間で消失することもよくある．

ⓔ 心室瘤

心室瘤は瘤壁の性状と交通孔（瘤入口部）サイズで鑑別する．仮性心室瘤・心外膜下心室瘤は非常に脆弱であり，破裂の危険性は極めて高く，迅速な外科的治療を要する場合がある．

● 真性心室瘤

真性心室瘤 true ventricular aneurysm は梗塞部の心筋成分は薄く外方に膨隆しているが，周囲の健常心筋と連続しており破裂の危険性は低い．好発部位は前壁梗塞に伴い心尖部（図13）であるが下後壁領域にも形成される．心エコー図検査では，①壁の性状（菲薄化・エコー輝度の増強），②膨隆部の形態（無収縮が多く収縮期・拡張期ともに外方に突出，交通孔の径は奥行より長い，健常心筋と連続性），③健常心筋と膨隆部の境界点（hinge point），④瘤内のもやもやエコー（壁在血栓形成の可能性あり），⑤瘤の存在による心機能低下を観察する．

＊判読時の注意点

心尖部心室瘤は偏位した心尖部に認める場合があり，短軸断面で心尖部を観察してから長軸断面に回転する方が検出しやすい．また心尖部短軸断

冠動脈疾患

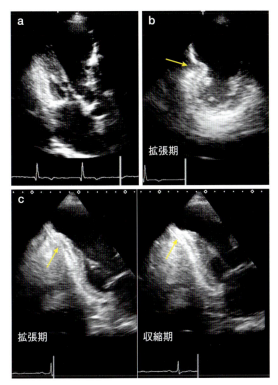

図13 ■ 真性心室瘤
a：左室長軸断面, b：左室短軸断面, c：心尖部二腔断面.
急性心筋梗塞入院中だが認知症のため再灌流療法は行わず保存的加療中の症例である.
エコー所見：前壁中隔基部から心尖部まで壁の菲薄化とエコー輝度の増強を認め短軸断面ではダルマ型の二腔に見える. 膨隆部は無収縮で収縮期・拡張期ともに外方に突出し, hinge point（矢印）を認める. 瘤内には血栓様異常エコーは認めない.

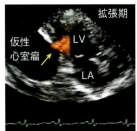 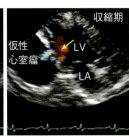

図14 ■ 仮性心室瘤（傍胸骨左室長軸断面）
ST上昇型急性下壁梗塞入院後も狭心症を繰り返し再灌流後もST上昇残存の症例である.
エコー所見：後壁基部寄りに心筋の完全断裂を認め, その後方の大きな瘤を疑うフリースペースとの交通孔は狭い. 心外膜側の心筋成分は乏しい. 拡張期は左室へ, 収縮期は瘤へ向かう血流を認める（矢印）.

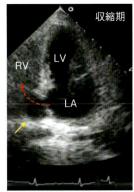 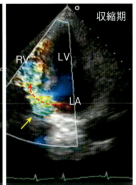

図15 ■ 仮性心室瘤の心外膜側破裂による心室中隔穿孔（心尖部二腔断面）
他院より急性心筋梗塞・心不全で緊急搬送された症例であり, 聴診上はthrillを伴う全収縮期雑音を聴取した.
エコー所見：心室中隔寄りの下壁側基部に心筋の断裂と同部位に瘤を認める（黄矢印）. 瘤の交通孔は狭く心外膜側は心筋成分に乏しい. 右室側に張り出した瘤壁の一部に連続性を欠く部分があり, カラードプラ法にて右室へ向かう短絡血流（赤破線矢印）を認める.

面で無収縮の左室が二腔以上に分かれている場合は心室瘤と診断できる. カラードプラ法における速度レンジを下げても内腔に血流を認めない場合は瘤内血栓を疑う.

● 仮性心室瘤

　仮性心室瘤pseudoaneurysmは梗塞部の断裂心筋が, 器質化した血栓や血腫と癒着した心外膜により心破裂を免れた状態で外方に膨隆し瘤状を形成する. 心外膜下心室瘤から増大する場合もある（後述）. 仮性心室瘤は非常に脆弱であり破裂し心室中隔穿孔に進行する危険性は高い（図14, 15）. 心エコー図検査では, ①瘤の形態（無収縮で収縮期に外方に突出（dyskinesis）が多い, 交通孔の径は奥行より短く, くびれた砂時計様hour-grass pattern, 瘤入口部で健常心筋と途絶）, ②壁の性状, ③カラードプラ法で左室と瘤内を交通する血流パターン［収縮期は瘤へ, 拡張期は左室への動揺性パターン（to and fro）］, ④心膜液量の変化（破裂の有無）を頻回に検査する.

試験対策

真性心室瘤と仮性心室瘤との鑑別のポイントをよくおさえておく（表2）.

表2 ■ 真性心室瘤と仮性心室瘤の鑑別ポイント

	真性心室瘤	仮性心室瘤
交通孔の大きさ	大	小
瘤入口部径/奥行径	a/b＞1	a/b＜1
心筋と瘤壁の連続性	あり	なし
心筋成分	減少	なし
瘤壁の動き	無収縮または外方運動	
破裂の危険性	低い	高い

a：入口部径
b：奥行径

● 心外膜下心室瘤

心外膜下心室瘤subepicardial aneurysmは小さな梗塞部の周辺に認め，心外膜側への明らかな突出はなく心筋層の中にとどまる限局した瘤を形成する（図16）．好発部位は左回旋枝や右冠動脈領域の小さな梗塞部周辺である．心エコー図検査では①心筋内のエコー像欠落，②狭い入口部（narrow neck），③瘤の心外膜側の性状［極めて薄い（thin wall）］，④カラードプラ法で瘤内の血流パターン，⑤心膜液量の変化（破裂の有無）を観察する．まれな瘤だが見落とさない注意が必要である．

> **試験対策**
> ①心外膜下心室瘤と仮性心室瘤との鑑別のポイントをよくおさえておく（図17，表3）
> ②心外膜下心室瘤との鑑別疾患：左室憩室（muscular type）では❶心筋成分がある，❷壁運動異常がない（収縮期に収縮する）ことから鑑別できる（図16）．

f 左室内血栓

壁運動が低下した梗塞部位では血流のうっ滞により左室内血栓left ventricular thrombusが生じることがある（図18）．好発部位は前壁梗塞の心尖部である．心エコー図検査では，①血栓，もやもやエコー，②血栓のサイズ計測，③形態［広基性・心腔内に突出（protruding）］，④エコー性状（器質化血栓は高輝度・新鮮血栓は低輝度），⑤可動性（mobility），⑥付着部位などを観察する．

＊判読時の注意点

心腔内に突出し可動性を有する血栓は塞栓症の危険が高いため，頻回に検査する．心尖部血栓は近距離のためノイズが多く，また仮性腱索や発達した肉柱もあり判定は困難である．そのため，①多断面による検索，②周波数を上げる，③視野深度を浅くする，④ティッシュハーモニックイメージ法でノイズを低減する，⑤カラードプラ法における速度レンジを下げて心尖部に入る血流を確認（欠損部を認めれば可能性は高い），⑥経静脈性超音波造影剤を用いて欠損部の有無を確認する，などの注意が必要である．

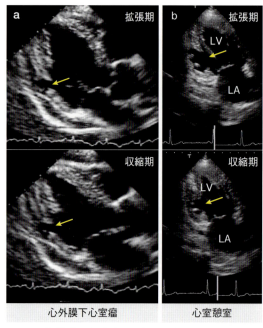

図16 ■ 心外膜下心室瘤との鑑別（心尖部左室長軸断面）
a：無症状の急性下壁梗塞症例である．エコー所見は後壁中部付近（短軸では7時方向であった）に限局した陥没を認め，心内膜面の途絶と壁の極端な菲薄化・狭い交通孔（矢印）を認める．心外膜側への突出はなく心筋成分は残存する．推定病名：心外膜下心室瘤．
b：後壁基部に瘤様の陥没を認めるが交通孔は広く心筋成分は認められる．壁は収縮期に収縮している．推定病名：心室憩室．

冠動脈疾患

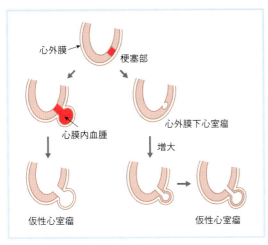

図17 ■ 仮性心室瘤の発生過程
（文献2）より引用改変）

表3 ■ 仮性心室瘤と心外膜下心室瘤の鑑別ポイント

	仮性心室瘤	心外膜下心室瘤
交通孔	小	
心筋連続性	完全断裂	不完全断裂
心筋成分	なし	病理学的にあり
心膜癒着	あり	なし
瘤内	器質化血栓や心膜内血腫	なし
経過	血腫が吸収されて仮性心室瘤形成	経過とともに拡大し仮性心室瘤形成
瘤壁の動き	無収縮または外方運動	
破裂危険性	高い	

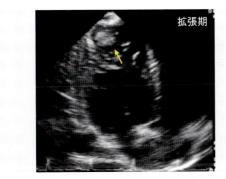

図18 ■ 左室内血栓（心尖部左室長軸断面）
無症状の広範囲梗塞で経過観察中の症例である．
エコー所見：左室拡大と心尖部にhinge pointがあり真性心室瘤を疑う．瘤内にボール状の塊状エコーを認める（矢印）．エコー輝度はやや増強しているが心腔内に突出し可動性を認めるため塞栓症のリスクは高い．

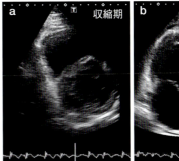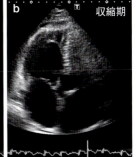

図19 ■ 右室拡大を認めた下壁梗塞症例
a：傍胸骨左室短軸断面，b：心尖部四腔断面．
前胸部絞扼感にて緊急搬送後，再灌流療法を行った急性下壁梗塞症例である．
エコー所見：右室自由壁（後壁・側壁）の無収縮と右室拡大・右房拡大を認める．推定病名：下壁梗塞に合併した右室梗塞．

g 右室梗塞

右室梗塞right ventricular infarctionは右室自由壁の梗塞で，下壁梗塞例の1/3に合併するため右室の後壁・側壁を注意深く観察する（図19）．低血圧，低心拍出量，ショックをきたしやすい．心エコー図検査では，①下壁梗塞所見，②右室拡大，③右室自由壁の壁運動異常，④心拍出量，⑤三尖弁逆流を観察する．

＊判読時の注意点
断面は短軸・二腔・四腔ともに右室優位に描出して評価する．右室後壁は短軸断面で評価する．

試験対策

右室梗塞との鑑別疾患：Ebstein奇形，不整脈源性右室異形成症（ARVD），Uhl病，器質性三尖弁閉鎖不全症．

6 冠動脈血流

カラードプラ法による冠動脈血流とパルスドプラ法による冠血流速度波形より，冠動脈狭窄病変の検出や急性心筋梗塞に対する冠動脈灌流療法後

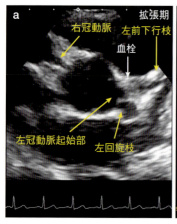
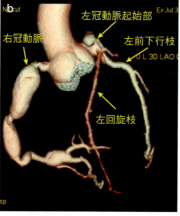

図20■冠動脈近位部：冠動脈瘤
a：傍胸骨左室短軸断面，b：冠動脈CT画像．川崎病で年1回経過観察中の10歳の男子である．エコー所見：右冠動脈起始部より約1cm遠位部に約1.5cmの冠動脈瘤を認める．左冠動脈起始部の冠動脈瘤には血栓様エコーを認め，前下行枝に有意な拡大はない．左回旋枝分岐部は約1cmの冠動脈瘤を認める．

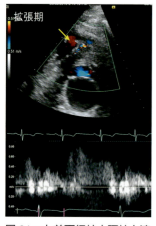

図21■左前下行枝中隔枝血流
左室短軸のやや心尖部寄り腱索レベルで心室中隔の前方（1～2時方向）に認める左前下行枝から分岐して中隔の心筋内へ向かう血流を描出する．

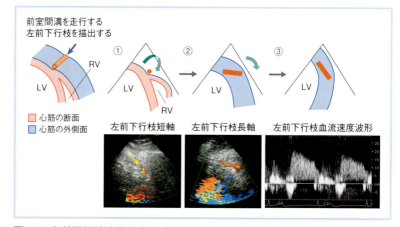

図22■左前下行枝遠位部血流（心尖部左室長軸断面）
傍胸骨長軸寄りの心尖部長軸断面で左室と右室の境界に短軸の左前下行枝を描出する①．より長く描出するため右室が見えなくなるまで少しずつプローブを手前に傾けて左室の外側を描出し長軸にする②．さらに時計回転して左前下行枝が超音波ビーム方向と平行になるよう描出し，左前下行枝血流を計測する③．

の虚血の評価，冠動脈バイパス術後のグラフト評価，アデノシン三リン酸ナトリウム（ATP）を用いた冠予備能検査を行う．

＊冠動脈血流描出時の注意点
- プローブの選択：高周波プローブ（近位部：3.5～5.0 MHz，遠位部：5.0～7.5 MHz）．
- カラードプラ法における速度レンジの設定：20 cm/sec以下．

a 冠動脈近位部・中間部・遠位部血流の検出

冠動脈検出には解剖学的な血管走行を理解する必要がある[6]．

- 左冠動脈主幹部・右冠動脈起始部：左室短軸大動脈弁レベルで左冠動脈洞から分岐する左冠動脈主幹部，右冠動脈洞から分岐する右冠動脈起始部を描出する．川崎病における冠動脈瘤の診断は左右冠動脈近位部の拡張病変を描出し内径を計測する（図20）．
- 左前下行枝近位部：左冠動脈主幹部から分岐後の左前下行枝は前方（胸壁に向かう方向）・下方に走行するため，主幹部を描出した断面より少しずつ下方に向けて血流を描出する．
- 左前下行枝中隔枝（図21），左前下行枝遠位部

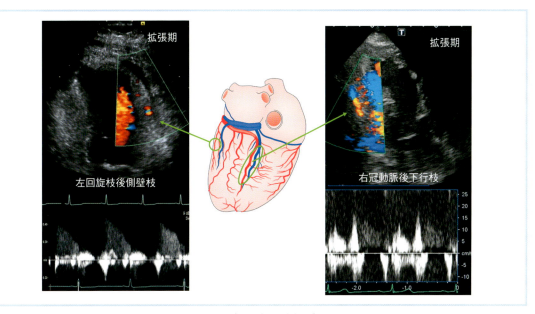

図23 ■ 左回旋枝後側壁枝・右冠動脈後下行枝血流（心尖部二腔断面）

左回旋枝後側壁枝（心尖部四腔断面）：心尖部四腔断面から少し時計回転して側壁中部心外膜側に心基部より心尖部に向かう血流を描出する．肺の影響で良好な画像は得られにくく，波形の描出は拡張期波のみである．

右冠動脈後下行枝：左室短軸のやや心尖部寄り腱索レベルの左室と右室の境界の後室間溝に短軸の右冠動脈後下行枝を認める．より長く描出するため心尖部四腔断面寄りの二腔断面に回転して長軸にし，下壁中部を心基部より心尖部に向かう血流を描出する．

（図22），左回旋枝遠位部後側壁枝，右冠動脈後下行枝（図23）の検出率はやや低いが走行を理解できれば描出できる．

＊**冠動脈血流検出が困難な場合の注意点**

①カラードプラ法における速度レンジを下げる（20 cm/secから10 cm/secへ），②パルスドプラのサンプルボリューム幅を小さくする（1～2 mm），③メカニカルインデックスの変更，④超音波造影剤（コントラスト剤：レボビスト®）を用いてドプラ信号を増強させる，などを行う．

> **試験対策** 冠動脈血流との鑑別

① 冠静脈血流：収縮期に最大流速になる（心尖部から心基部側へ向かう）．
② 心膜液：心臓の動きに伴う（収縮期にやや基部へ，拡張期に末梢側へ）．

ⓑ 冠動脈血流波形の評価

冠動脈血流速度波形より各指標を評価する（図24）．

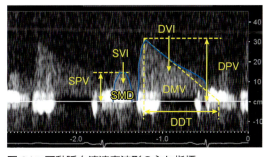

図24 ■ 冠動脈血流速度波形の主な指標

SPV・SMV：systolic peak（・mean）velocity 収縮期最大血流速度・収縮期平均血流速度
DPV・DMV：diastolic peak（・mean velocity 拡張期最大血流速度・拡張期平均血流速度
SVI：systolic time velocity integral 収縮期流速時間積分
DVI：diastolic time velocity integral 拡張期流速時間積分
DDT：diastolic deceleration time 拡張期波減衰時間

● 拡張期/収縮期血流速度比

拡張期/収縮期血流速度比diastolic to systolic velocity ratio（DSVR）は冠動脈狭窄があるとその末梢では拡張期血流は障害を受けて低下する．DSVRによる有意狭窄の基準[1]（左前下行枝1.7未満など）は

あるが，単独の指標としては信頼性に欠ける．

● 非狭窄部/狭窄部平均血流速度比

狭窄前の平均拡張期血流速度と狭窄部の平均拡張期血流速度の比である．経皮的冠動脈形成術後6ヵ月後の再狭窄（径狭窄率50％以上）を検討すると0.45以下の基準で感度86％，特異度93％で再狭窄の診断が可能である[7]．

● 拡張期血流減速時間

拡張期血流減速時間diastolic deceleration time（DDT）は急性心筋梗塞で再灌流後の梗塞責任冠動脈血流波形より冠微小循環障害を推測する指標であり，高度冠微小循環障害は拡張期血流速の急峻な減衰を認め，DDT≦600 msecは慢性の左室機能回復不良である[8]．

> **試験対策** no-reflow現象とは
>
> 再灌流療法後に末梢冠微小血管レベルの再灌流が得られない状態である．冠動脈波形は収縮早期に急速な逆流波と拡張期の急峻な減衰からなる動揺性（to and fro）パターンを示す[9]．

ⓒ 冠血流予備能（CFR）評価

冠血流予備能coronary flow reserve（CFR）は反応性最大充血時の冠血流量と安静時血流量の比より求める．薬物負荷前後に冠動脈径に大きな変化がないとすると，負荷前後のドプラ法で得られた冠血流速比（冠血流速予備能）を冠血流予備能として代用できる（「7．負荷心エコー」参照）．

＊判読時の注意点

CFR評価は，心外膜側の冠動脈狭窄や心筋微小循環障害に起因する疾患（左室肥大，大動脈弁膜症，脂質異常症，糖尿病，心筋梗塞，人工透析例や心機能低下例）では低値になる．

> **試験対策** 冠血流予備能評価の実際
>
> ①薬物負荷：一般的にATP 150μg/kg/min. 点滴静注（その他：アデノシン，ジピリダモール，パパベリンなど）．
> ②左前下行枝近位部の有意狭窄（径狭窄率70％以上）：CFR 2.0以下[10]．

ⓓ 冠動脈バイパス術後のグラフト評価

グラフトは左内胸動脈left internal thoracic artery（LITA），右内胸動脈right internal thoracic artery（RITA），右胃大網動脈right gastroepiploic artery（GEA），橈骨動脈radial artery（RA）などを使用する（図25）[11]．バイパス前は動脈血流波形であり収縮期優位で拡張期成分はほとんど認めないが，バイパス後は冠動脈血流波形になるため拡張期成分が現れる．左前下行枝に対するグラフトの多くは解剖学的に近い左内胸動脈だが，ほかの動脈を使用する場合もあり，検査前には必ず術式を確認する必要がある．

＊グラフト血流描出時の注意点
- プローブの選択：セクタ型の高周波プローブ，5.0～7.5 MHz．
- カラードプラ法における速度レンジの設定：15～20 cm/sec（胃大網動脈は10 cm/sec前後）．
- 視野深度：6～7 cm，内胸動脈遠位部は深さ3～4 cmのあたりに描出される．
- バイパス術後の計測部位（例；LITA-LAD）：LITA起始部，遠位部，LITA-LAD吻合部，LAD末梢側，LAD中枢側（グラフトより手前）を計測する．

＊判読時の注意点

グラフト狭窄は①グラフト狭窄，②吻合部狭窄，③末梢冠動脈狭窄の血流速度で診断する．

非狭窄の冠動脈血流・グラフト血流は，拡張期の最大血流速度が20～30 cm/secであり，非狭窄の吻合部の拡張期の最大血流速度は40～60 cm/secである．狭窄部位ではカラードプラ法では折り返しaliasingを認め，拡張期の最大血流速度は100 cm/sec以上になる場合もある．

● 左内胸動脈

左鎖骨下動脈の分岐血管を起始部から描出する．起始部は動脈近傍の血流であり，非狭窄でも収縮優位波形になるため，グラフト評価は拡張期成分が増えてくる遠位部で行う．遠位部では非狭窄の場合，最大血流速度は収縮期が速いが流速時間積分値は拡張期が大きくなる．

冠動脈疾患 **2**

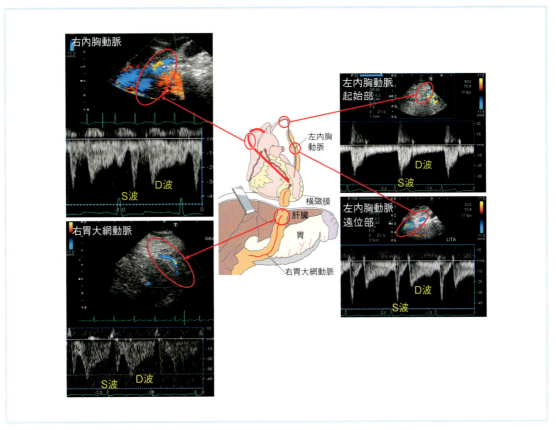

図25 ■ 冠動脈バイパス術後の非狭窄グラフト血流波形
左内胸動脈起始部：左鎖骨下動脈分岐後の下方に折れた付近で，波形は収縮優位である．
左内胸動脈遠位部：左鎖骨下静脈と伴走する付近で，波形は拡張期成分が増えてくる．
右内胸動脈：右鎖骨下動脈分岐後の下方に折れた3～4 cm付近を遠位部として計測する．
右胃大網動脈：横隔膜付近の遠位部の血流であるため，冠動脈血流波形に近い．

● 右内胸動脈

　起始部は左内胸動脈の対称の位置に認めるが，遠位部は吻合する冠動脈により検出率は低下し，グラフト評価は起始部で行うこともある．左冠動脈に吻合する場合は左側に走行するため鎖骨下静脈とほとんど伴走せず，深さ3～4 cmから描出できなくなる場合が多い．

● 右胃大網動脈

　仰臥位で肋骨弓下（剣状突起下）に探触子（マーカーは1時方向）を置き，肝臓の前面を頭側（心臓）に向かう血管腔または血流である．横隔膜付近の遠位部の血流を検出するため非狭窄の場合は最大血流速度・流速時間積分値ともに拡張期優位の血流波形となる．多くは解剖学的に近い右冠動脈後下行枝にグラフトする．

> **試験対策　グラフト狭窄（収縮期優位・拡張期最大血流速度＝10 cm/sec以下）との鑑別**
>
> ①グラフト狭窄：グラフト血流・末梢冠動脈血流ともに拡張期低流速波形．
> ②no-flow patency（自己冠動脈からの充分な血流があるため，拡張期バイパス血流は流入できず，極めて遅い血流となる状態）：グラフト血流のみ拡張期低流速波形．

● 文 献

1) 日本循環器学会．循環器病の診断と治療に関するガイドライン：循環器超音波検査の適応と判読ガイドライン（2010年改訂版）http://www.j-circ.or.jp/guideline/pdf/JCS2010yoshida.h.pdf（2016年9月閲覧）
2) 古川純一（編）：第10章 冠動脈疾患，臨床心エコー図学，第3版，文光堂，東京，472-517，2008
3) Schiller, NB et al : Recommendations for quantitation of the left ventricle by two-dimensional echocardiography. American Society of Echocardiography Committee on Standards, Subcommittee on Quantitation of Two-Dimensional Echocardiograms. J Am Soc Echocardiogr 2 : 358-367, 1989
4) Lang, RM et al : Recommendations for chamber quantification: a report from the American Society of Echocardiography's Guidelines and Standards Committee and the Chamber Quantification Writing Group, developed in conjunction with the European Association of Echocardiography, a branch of the European Society of Cardiology. J Am Soc Echocardiogr 18 : 1440-1463, 2005
5) Zipes, DP et al : Braunwald's Heart Disease, 7th ed, Saunders, Philadelphia, 1198-1215, 2004
6) Netter, FH : 医学図譜集 心臓編，今井康晴ほか（訳），日本チバガイギー，東京，17，1981
7) Hozumi, T et al : Value of acceleration flow and the prestenotic to stenotic coronary flow velocity ratio by transthoracic color Doppler echocardiography in non-invasive diagnosis of restenosis after percutaneous transluminal coronary angioplasty. J Am Coll Cardiol 35 : 164-168, 2000
8) Akasaka, T et al : Relation of phasic coronary flow velocity characteristics with TIMI perfusion grade and myocardial recovery after primary percutaneous transluminal coronary angioplasty and rescue stenting. Circulation 101 : 2361-2367, 2000
9) Iwakura, K et al : Alternation in the coronary blood flow velocity pattern in patients with no reflow and reperfused acute myocardial infarction. Circulation 94 : 1269-1275, 1996
10) Hozumi, T et al : Noninvasive assessment of significant left anterior descending coronary artery stenosis by coronary flow velocity reserve with transthoracic color Doppler echocardiography. Circulation 97 : 1557-1562, 1998
11) Suma, H et al : Comparative study between the gastroepiploic and the internal thoracic artery as a coronary bypass graft. Size, flow, patency, histology. Eur J Cardiothorac Surg 5 : 244-247, 1991

〔紺田利子〕

例題1

写真は陳旧性心筋梗塞症例の収縮末期心尖部長軸断面である．壁運動異常より考えられる責任冠動脈はどれか．

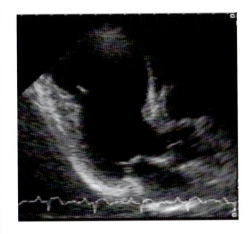

- a 左冠動脈主幹部
- b 左前下行枝の本幹
- c 左前下行枝の対角枝
- d 左回旋枝の鈍角枝
- e 右冠動脈

解説 前壁中部より心尖部にかけて，心筋は菲薄化し高輝度エコーであり瘢痕化(scar)が考えられる．さらに，後乳頭筋部にhinge pointを認め心尖部は外方に膨隆化しており前壁梗塞による真性心室瘤と推測されるため，責任冠動脈は左前下行枝の本幹である．

aでは下壁を除いたすべての領域となる．cやdは側壁，eは下壁を支配領域とする．

解答 b

例題2

写真は急性心筋梗塞症例の収縮末期心尖部四腔断面である．カラードプラ法で心尖部に描出された血流より考えられる疾患はどれか．

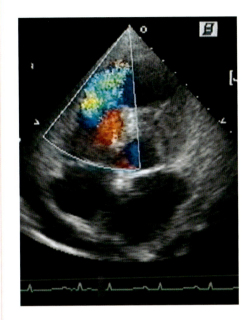

(1) 右室梗塞による三尖弁閉鎖不全症
(2) 仮性心室瘤破裂
(3) 心室中隔穿孔
(4) 右室二腔症
(5) Ebstein奇形

a (1), (2), (3)　b (1), (2)のみ　c (2), (3)のみ
d (4)のみ　e すべて

解説 カラー表示より血流方向は心尖部から右室中部であり(4), (5)は除外される．カラー表示が三尖弁位より心尖部にあることと，血流が乱流で血流速度が速いことより左―右短絡が推測され，(1), (4), (5)は除外される．短絡血流を認めるが右室拡大がないことより急性の変化を強く疑うため，急性心筋梗塞の合併症を選択する．

解答 c

例題3

写真は心尖部付近に異常エコーを認める心尖部四腔断面で，Aは拡張末期，Bは収縮末期である．次の中で考えられる疾患はどれか．

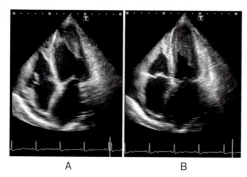

a 心尖部肥大型心筋症
b 心筋梗塞における低収縮による心尖部血栓
c 拡張型心筋症における低収縮による心尖部血栓
d 好酸球増多症候群
e アミロイドーシス

解説 症例は収縮能が保たれた左室内に血栓を認めており，a〜dの中では好酸球増多症候群hypereosinophilic syndrome（HES）が最も考えられる．エコー所見では心内膜・心筋の線維化・肥厚をきたし同部位に血栓形成を伴うendocardial thrombotic-fibrotic leasionを認める．壁肥厚は認めていないことよりaとeは除外される．eであれば心電図波高が低くなる．左室収縮能は保たれていることより，bとcは除外される．

解答 d

大動脈疾患

1 大動脈瘤の判読ポイント

　大動脈瘤および大動脈解離は，高齢者では動脈硬化性疾患患者に多くみられ，若年者ではMarfan症候群やその類縁疾患を有する患者に好発する．大動脈瘤は腹部を好発部位とするが，上行〜弓部〜下行〜胸腹部のいずれの部位にも発症する（図1）．判読ポイントは，発症部位と形態，瘤径，解離の有無などである．大動脈解離患者の多くは，背部痛などの症状を訴える．一方，大動脈瘤患者では症状が通常みられないが，瘤の部位によっては嗄声を呈する場合がある．

ⓐ 形　態

　瘤の形態には真性，仮性，解離性があり，形状は紡錘状と囊状に分けられる．それぞれで治療方針が異なることから，これらの形態を評価することは重要である（図2, 3）．発症部位や解離の合併も併せて評価する．腹部大動脈瘤の場合は，腎動脈との位置関係や総腸骨動脈の分岐形態も重要な所見であり，可能な限り評価し，報告する．

ⓑ 判読所見

　瘤内には血栓がみられることが多く，ACサインanechoic crescent sign（図4），可動性血栓の有無などを評価する．マントルサインmantle signは炎症性大動脈瘤（炎症瘤）を疑う所見であり，腸管や馬蹄腎などを誤診しないように注意する（図5）．解離を伴う場合は，解離の中枢端と終末端を同定し，病型分類に当てはめる．entryやre-entry

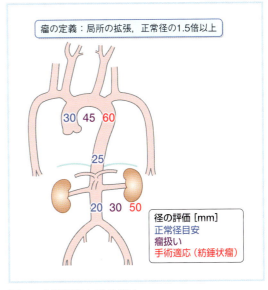

図1 ■ 大動脈径とその扱い

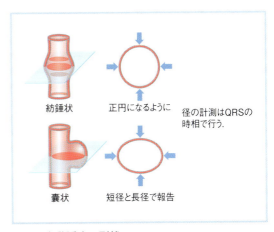

図2 ■ 大動脈瘤の形状

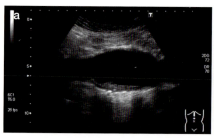
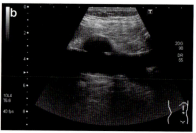

図3■紡錘状瘤（a）と囊状瘤（b）

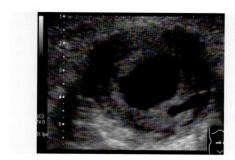

図4■AC サイン

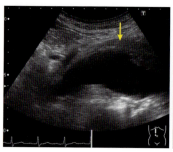
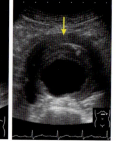

図5■マントルサイン
大動脈外膜の外側にみられるマントを被せたようなエコー帯を指し，炎症瘤を疑うサインである．

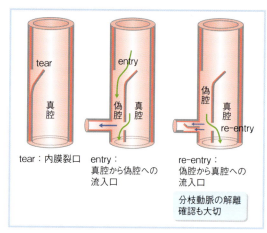

図6■大動脈解離に関する用語解説

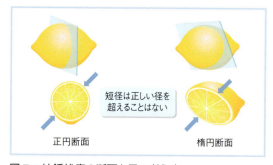

図7■紡錘状瘤の断面と径の考え方

の有無を評価し，分枝動脈への解離波及の有無も評価する（図6）．

ⓒ 瘤　径

　瘤は正常径の1.5倍以上の拡大と定義されており，胸部では45 mm，腹部では30 mm以上が瘤と判定される（図1）．大動脈瘤患者の血管は蛇行している場合が多く，瘤径の計測に注意が必要となる．紡錘状瘤を斜めに表示すると，楕円の長径は過大評価されるが，短径は最大径を表す（図7）．そのため，CT等での紡錘状瘤径は最大短径を採用している．しかし，エコー診断では，血管走行に合わせた画像表示が可能であることから，正円に表示しての計測が推奨されている．一方，囊状瘤の場合には，正円に表示することが不可能であり，短軸，長軸で最大瘤径部を認識し，短軸断面での短径と長径を計測する．仮性瘤は瘤の突出方向の高さと縦横の長さを計測する．大動脈縮窄症や狭窄症が疑われる場合には，血流腔や流速の計測により狭窄の程度を評価する．

判読ポイント：腹部大動脈瘤でチェックすべき項目がいくつかあり図8に示す．EVAR（endovascular aortic repair）治療後にはエンドリーク en-

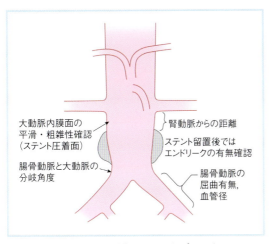

図8 ■ 腹部大動脈瘤症例のチェックポイント

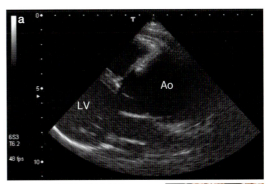
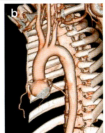

図9 ■ 大動脈弁輪拡張症
上行大動脈に拡張がみられる（a）．解離の有無や大動脈弁逆流の有無，心タンポナーデの有無を確認する必要がある．CTは別症例（b）．

DeBakey分類 （tearの位置と 解離の範囲で分類）	I型	II型	III型	
			IIIa型	IIIb型
tearの位置	上行大動脈	上行大動脈	胸部下行大動脈	胸部下行大動脈
解離の範囲	腹部大動脈まで広範囲	上行大動脈に限局	胸部下行大動脈に限局	腹部大動脈に及ぶ
解離のイメージ				
Stanford 分類 （解離の範囲で分類）	A型		B型	
解離の範囲	上行大動脈に解離がある		上行大動脈に解離がない	

図10 ■ 大動脈解離の分類

doleakの有無を評価する必要があり，エンドリークの型分類を知る必要がある．エンドリークはI〜IV（V）に分類され，中枢あるいは末梢側の圧着端より流入するタイプI型とステントグラフトの継ぎ目から流入するタイプIII型が避けたいタイプである．II型は分枝動脈からの流入であり，想定範囲内のエンドリークである．

大動脈弁輪拡張症は，Marfan症候群や高安動脈炎などでみられ（図9），上行大動脈や大動脈弓の拡大がないことを確認する．

2 大動脈解離の判読ポイント

大動脈解離の病型分類にはDeBakey分類とStanford分類が用いられる（図10）．Stanford A型解離は緊急手術の必要性を示唆する診断であり，

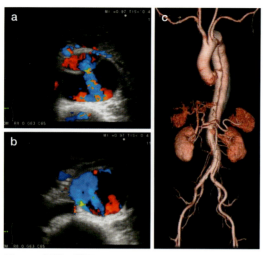

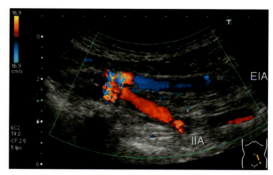

図12 ■ Leriche症候群

図11 ■ 解離の進展
数センチの移動により，解離腔の位置関係が移動しているのがわかる．本エコー症例ではre-entryが複数個所にみられる(a, b)．解離腔は，らせん状に進展しており，部位により真腔と偽腔の位置関係が変化する．CTは別症例(c)．

3 大動脈閉塞性病変の判読ポイント

閉塞性病変には，大動脈縮窄症と狭窄，閉塞があり，患者背景や発症部位に差異がある．
- 縮窄症：先天性疾患患者にみられ，心疾患の合併を考える必要がある．
- 狭窄：高安動脈炎(大動脈炎症候群)をはじめとした血管炎に起因する場合が多く，乱流や加速血流の有無を評価する．
- 閉塞：大動脈終末部に閉塞性病変がみられるLeriche症候群(図12)が代表疾患であるが，広義に解釈され使用されている場合もある．

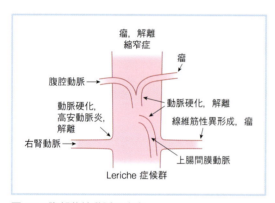

図13 ■ 腹部分枝動脈の病変

4 腹部分枝動脈病変

腎動脈，腹腔動脈，上腸間膜動脈などの主要分枝動脈には狭窄や解離，瘤形成などがみられ，基礎疾患により病変の好発部位に特徴がある（図13）．
判読ポイント：腹部大動脈の血流波形からは，中枢側の病変を疑うことができる(図14)．

5 画像・ドプラ情報からの定量評価

腹部大動脈では，乱流を伴う2m/sec以上の加速血流で有意狭窄を疑う．腎動脈狭窄の判定は，2m/sec以上の高速血流を有する場合，または腎動脈血流速度が腹部大動脈血流速度の3.5倍以上の流速（RAR＞3.5）を有する場合に有意狭窄を疑う．

上行大動脈の解離の有無は重要な所見である．解離腔の鑑別方法として，一般的には，フラップの動きや内膜面の連続性から判別できるとされているが，確実とは言いがたい．最も確実な方法は，解離の中枢端または終末端から真腔を連続して追いかける方法である．
判読ポイント：大動脈解離には偽腔開存型と閉塞型があり，開存型ではらせん状に解離が進展していることから，連続して追跡しないと真腔と偽腔の判断を誤る場合がある（図11）．閉塞型解離では偽腔の存在を認識できない場合もある．

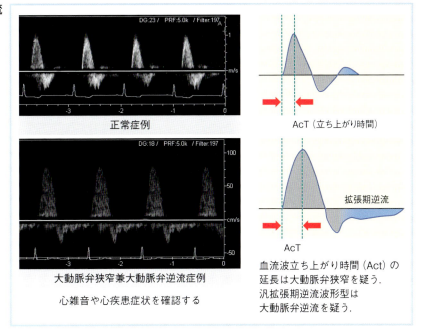

図14 ■ 腹部大動脈の血流波形の解析

正常症例

大動脈弁狭窄兼大動脈弁逆流症例
心雑音や心疾患症状を確認する

AcT（立ち上がり時間）

拡張期逆流

AcT

血流波立ち上がり時間（AcT）の延長は大動脈弁狭窄を疑う．汎拡張期逆流波形型は大動脈弁逆流を疑う．

6 所見や症状からの病名推定

高安動脈炎は若年女性に好発し，大動脈およびその分枝動脈に狭窄を生じ，狭窄の部位によりさまざまな症状を呈する．総頸動脈狭窄症では眼症状や脳虚血症状がみられ，鎖骨下動脈狭窄では，上肢血圧の左右差がみられる．腎動脈狭窄では高血圧症を発症し，腹部大動脈狭窄では間欠性跛行症状を呈する．

● 文　献
1) 日本循環器学会．循環器病の診断と治療に関するガイドライン：大動脈・大動脈解離診療ガイドライン（2011年改訂版）http://www.j-circ.or.jp/guideline/pdf/JCS2011_takamoto_h.pdf（2016年9月閲覧）
2) 日本循環器学会．循環器病の診断と治療に関するガイドライン：血管炎症候群の診療ガイドライン．Circ J 72 (Suppl Ⅳ)：1253-1318, 2008
3) 廣岡芳樹ほか：超音波による腎動脈病変の標準的評価法．Jpn J Med Ultrasonics 42：185-200, 2015

（久保田義則）

例題1

写真の症例から所見を読み取り，誤っているものを選べ．

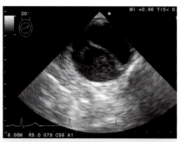
経食道大動脈エコー

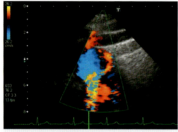
経胸壁大動脈エコー

a Stanford B型と思われる．
b 下行大動脈に entry がみられる．
c 偽腔開存型解離が疑われる．
d 左上腕動脈の血圧低下が疑われる．
e 脳梗塞患者の血栓溶解療法適応外である．

解説 症例は偽腔開存型大動脈解離である．
・左鎖骨下動脈の分岐より末梢に解離がみられ，上行大動脈に解離がみられない場合は，Stanford B型，DeBakey Ⅲ型となる．
・左鎖骨下動脈には解離病変がみられないことから，この所見からは血圧低下は疑われない．
・脳梗塞患者の血栓溶解療法は胸部大動脈解離または瘤の患者では適応外となる．

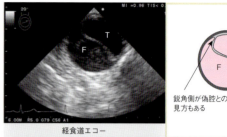
経食道エコー

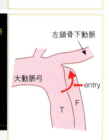
経胸壁エコー

解答 d

例題2

写真の症例と関連のない疾患を選べ．

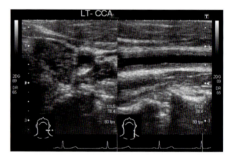

a 左腎動脈起始部狭窄症
b 大動脈弁輪拡張症
c 左鎖骨下動脈狭窄症
d 線維筋性異形成
e 総頸動脈瘤

解説 症例は高安動脈炎（大動脈炎症候群）である．

　線維筋性異形成は筋性動脈に狭窄を生じる疾患であり，弾性動脈に発症する高安動脈炎とは病変部位が異なる．

　高安動脈炎に関連する病変部は総頸動脈，腕頭動脈，鎖骨下動脈，椎骨動脈，腹腔動脈，腎動脈，冠動脈，肺動脈などであり，若年女性に好発する．

解答 d

例題3

腹部大動脈瘤に関する記述で正しいものを選べ．

a 瘤の手術適応径は50 mmである．
b ACサインは大動脈解離の合併を疑う所見である．
c マントルサインは瘤内血栓の融解像を示す．
d 瘤の中枢端は腎動脈からの距離で表す．
e 瘤内の壁在血栓は脳梗塞の原因となる．

解説
a 紡錘状瘤の手術適応径は50 mm，嚢状瘤は50 mm未満でも適応．
b ACサインは瘤内壁在血栓の融解像であり，破裂のリスク増大の報告もある．
c マントルサインは瘤壁の著明な肥厚と周囲組織との癒着による炎症性大動脈瘤（炎症瘤）の画像所見である．大動脈壁に炎症細胞の浸潤と著明な線維化を認める原因不明の疾患であり，感染性大動脈瘤とは疾患概念が異なる．
d 瘤の中枢端は腎動脈からの距離で表す（困難な場合は上腸間膜動脈との距離で代用する場合もある）．
e 上行〜大動脈弓の瘤内壁在血栓は脳梗塞の原因となるが，腹部大動脈瘤内血栓は脳梗塞の原因とはならない．下肢閉塞性病変の原因となる場合がある．

解答 d

例題4

大動脈解離に関する記述で正しいものを選べ．

a Stanford分類は解離入口部（tear）の位置により分類される．
b 偽腔は真腔より狭い．
c 偽腔は背側に位置する．
d DeBakey分類のⅢ型は上行大動脈に解離を有する．
e Ehlers-Danlos症候群は解離のリスクを有する疾患である．

解説
a Stanford分類は上行大動脈に解離があるものをA型，ないものをB型と分類し，解離入口部（tear）の位置での分類ではない．
b 偽腔は真腔よりむしろ広い場合が多いが，両者の圧バランスにより異なる．
c 偽腔は胸腹部では背側に位置する場合が多いが，腎動脈付近では腹側に位置する場合が多い．しかし，普遍性はなく，腔の大きさや位置関係では真腔と偽腔の判別はできない．
d DeBakey分類は上行大動脈に解離入口部がないものをⅢ型に分類しStanford B型に相当する．上行大動脈に入口部があるもので，上行限局をⅡ型，広範囲に及ぶものをⅠ型と分類する．
e Ehlers-Danlos症候群はコラーゲンの生成や代謝に関係する遺伝子の異常が原因の疾患であり，6つの型に分類される．血管型の場合は，解離や瘤血管破裂のリスクを有する疾患である．

解答 e

例題5

大動脈閉塞性疾患に関する記述で正しいものを選べ．

a 大動脈縮窄症の基礎疾患は動脈硬化である．
b Leriche症候群は先天性疾患である．
c 高安動脈炎は大動脈狭窄症の原因疾患である．
d 線維筋性異形成による狭窄は，大動脈終末部に好発する．
e Buerger病は大動脈に瘤形成を伴う．

解説
a 大動脈縮窄症は先天性疾患である．
b Leriche症候群は動脈硬化である．
c 高安動脈炎は大動脈狭窄症の原因疾患である．
d 線維筋性異形成による狭窄は，腎動脈に約70％，内頸動脈に約30％，内臓動脈に約10％，四肢動脈に約5％発症し，狭窄にはstring and beads signなどの特徴を有する．大動脈終末部は好発部位ではない．
e Buerger病は膝窩動脈より末梢の動脈内膜の炎症により血栓閉塞をきたす病変であり，喫煙や歯周病菌との関連が報告されている．

解答 c

例題6

腹部分枝動脈に関する記述で正しいものを選べ．

a 高血圧を有する若年女性の腎動脈検査は起始部限定で行う．
b 腹部分枝動脈の瘤は起始部に好発する．
c 尿潜血患者では左腎静脈狭窄の有無を評価する．
d 下大静脈は大動脈の右側を走行する．
e 上腸間膜動脈は腹腔動脈の中枢側で腹壁側に起始する．

解説
a 高血圧を有する若年女性の腎動脈病変は，①高安動脈炎を疑い起始部評価を行い，②線維筋性異形成を疑い腎動脈遠位部を検査する．
b 腹部分枝動脈の瘤は末梢側に好発する．
c 上腸間膜動脈と大動脈の間を横断する左腎静脈に狭窄をきたすと，尿潜血などの症状を呈することがある．
d 通常は下大静脈は大動脈の右側を走行するが，先天性下大静脈奇形や重複下大静脈内臓逆位などでは左側に位置することがある．
e 上腸間膜動脈は通常，腹腔動脈の末梢側で腹壁側に起始するが，両動脈が大動脈から起始するときに共通管の場合もある．

解答 c

心膜・心筋疾患

1 心膜液貯留の判読ポイント

心膜液は正常でも20〜50 mL貯留しており、心臓の支持、心内圧の変化に対する緩衝作用、外部組織との摩擦の軽減などの作用を担っている。心膜の炎症やさまざまな原因で心膜液が一定量以上貯留すると、断層像で1層のスペースとして観察される。心エコーにおける観察のポイントは、貯留範囲・量(**表1**)[1]、エコー性状、心圧排所見の有無である。液性貯留の場合はエコーフリースペースとして観察されるが(**図1**)、出血性貯留では線状・塊状のエコーを伴う(**図2**)。貯留範囲を把握するためには、傍胸骨像、心尖部像のみならず心窩部からのアプローチも有用である(**図3**)。

> **試験対策**
> 心膜液と胸水との鑑別を問われる場合がある。左胸水が大量に貯留すると左室後方のエコーフリースペースとして観察される。視野を深く設定し(20 cm以上)、下行大動脈より後方にあれば胸水である(**図4**)。

a 心タンポナーデの診断

心膜腔の内圧上昇により、静脈還流が妨げられて低心拍出量に陥った状態が心タンポナーデである。心エコーでは心腔が心膜腔により圧排される"collapse sign"が観察される。心内圧が低くなる時相で生じ、心房ならば心室収縮期、心室ならば心室拡張期にみられる。その診断には、Mモード

表1 ■ 心膜液貯留量の推定

重症度	エコーフリースペース	推定貯留量
少量	≦10 mm(収縮期、拡張期とも)	<100 mL
中等量	10〜20 mm 振り子様運動	100〜500 mL
大量	≧20 mm 振り子様運動(かつ心圧排所見があれば、'非常に大量')	>500 mL

(文献1)より引用改変)

法が有用である(**図5**)。上記所見は液性貯留の場合に限られ、出血性貯留の場合は凝血と器質化により心室拡張障害を招いているにもかかわらず、collapse signは認められないので注意を要する。

心エコー所見と併せて、頻脈、頸静脈怒張、心音の微弱化、重症化するとショック状態に至る血圧低下、といった臨床所見が重要である。

> **試験対策**
> 臨床症状から鑑別すべき疾患と心エコー所見を問われる場合がある。
> 胸背部痛を訴え、ショック状態(最高血圧70 mmHg以下)、頻脈を伴う症例では心筋梗塞に伴う心破裂、大動脈解離、これらに伴う心タンポナーデをまず考える。その際、心エコーで注意して観察すべき点(左室壁運動異常や短絡血流、大動脈内のflapや大動脈弁逆流、collapse signの有無など)を挙げられるようにする。

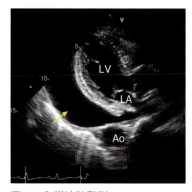
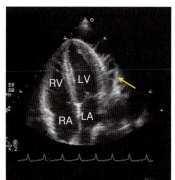
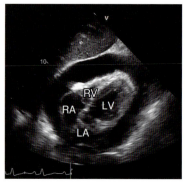

図1■心膜液貯留例
左室後方に40 mm以上のエコーフリースペース（矢印）を認める．

図2■細菌性心膜炎（緑膿菌感染）による出血性心膜液貯留
左室側壁側にフィブリン様エコーが認められる（矢印）．凝血塊が器質化すると重篤な拡張障害を招くため，注意を要する．

図3■心窩部四腔像
大量に心膜液が貯留している場合，心膜穿刺が可能か否かも考慮しながら多断面で観察する．全心周期にわたり，10〜20 mm貯留しているか，癒着部位はないかをチェックする．

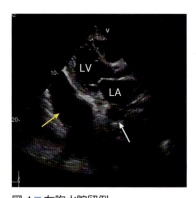
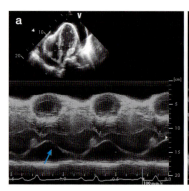

図4■左胸水貯留例
下行大動脈（白矢印）より後方のエコーフリースペース（黄矢印）が胸水である．

図5■Mモード法を用いたcollapse signの診断
a：右房のcollapse sign（青矢印）．右房圧が最も低くなる心室収縮期に右房を圧排する．
b：右室のcollapse sign（黄矢印）．右室圧が最も低くなる心室拡張早期に右室を圧排する．

2 収縮性心膜炎の判読ポイント
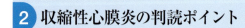

　心膜の肥厚・石灰化により，心室に拡張障害をきたす．房室弁輪部から心室側の心膜に病変が生じることが多く，これを反映して小さい心室と代償性に拡大した心房が観察される（図6）．

　本症における心エコー所見を図7に挙げる．これらは「心室拡張障害」と「流量・圧変化に対する緩衝作用の障害」を反映した特異的なものと，心房圧が上昇した際（心不全例など）にみられる非特異的所見も含まれている．これらのうち，本症の心室中隔の過大運動（septal bounce）と心室流入血流E波呼吸性変動を計測した一例を示す（図8，9）．

試験対策

自覚症状から考えるべき疾患を問われる．収縮性心膜炎の場合は重症化すると右心不全となり，下腿浮腫，腹部膨満感，食思不振，頸静脈怒張などが出現する．

3 心筋疾患

　明らかな原因となる器質的疾患を有さない心筋疾患を特発性心筋症という．
　日本における特発性心筋症は肥大型心筋症，拡張型心筋症，拘束型心筋症，不整脈源性右室心筋

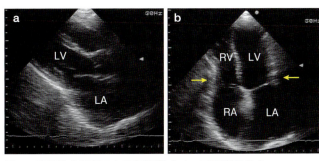

図6 ■ 収縮性心膜炎の左室長軸像（a），四腔断面（b）
小さな心室と拡大した心房，房室弁輪部の拘縮されたような形態（矢印）が特徴的な所見である．

```
心膜の硬化・石灰化
    ↓
心室拡張障害
・心室流入血流E波減衰時間短縮
  （≦160 msec）
・心室中隔の拡張早期dip
・代償性に心房圧上昇
  下大静脈拡大・呼吸性変動低下
  肝静脈収縮期逆流血流が呼気時に増大
  肺静脈血流D波増高・先鋭化

流量・圧変化に対する緩衝作用の障害
・心室流入血流E波呼吸性変動過大
  （右心≧40％，左心≧25％）
・代償性に心室中隔が過大運動
  （septal bounce）
```

図7 ■ 収縮性心膜炎における心エコー所見

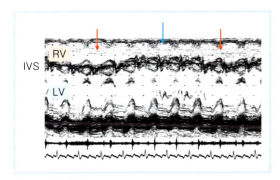

図8 ■ 心室中隔のbounce
呼吸性に静脈還流量が変化することを反映して心室中隔が過大に動く所見．吸気時には左室側に凸（赤矢印），呼気時には右室側に凸（青矢印）になる．

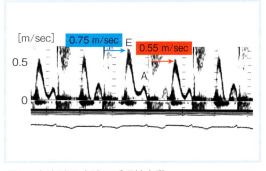

図9 ■ 左室流入血流の呼吸性変動
E波の流速の変化率を算出する．
｛[呼気時（青矢印）－吸気時（赤矢印）]／吸気時｝×100
呼吸性変動は35％であった．
右室流入血流の呼吸性変動は上記と逆になる．
E：拡張早期波，A：心房収縮期波．

症，ミトコンドリア心筋症，心Fabry病，たこつぼ心筋症などが挙げられるが，欧州・米国各々の分類も存在し，世界的に統一された分類はない．詳細は日本循環器学会の「拡張型心筋症ならびに関連する二次性心筋症の診療に関するガイドライン」[2]を参照されたい．これに対して原因または全身性疾患との関連が明らかな心筋疾患を"特定心筋症"（または二次性心筋症）とし[3]，治療方針や予後を考慮するうえで両者の鑑別は重要である（表2）．主な心筋疾患の特徴を以下に示すが，心エコー図検査のみでの心筋症の確定診断は困難であり，各種画像診断や病理組織学的診断など総合的な判断が必要である．

ⓐ 肥大型心筋症の判読ポイント

肥大の原因となる器質的病変を認めないが，左室や右室に非対称性の壁肥厚がみられるのが特徴である．心筋細胞の肥大や錯綜配列，線維化が特徴的で，これが心筋のstiffness上昇に関与している．左室拡張機能が障害されるのが主な病態で，

表2 ■ WHO/ISFCによる特定心筋症

- 虚血性心筋疾患
- 弁膜症性心筋疾患
- 高血圧性心筋疾患
- 炎症性心筋疾患（心筋炎など）
- 代謝性心筋疾患
  内分泌性：甲状腺機能亢進症，甲状腺機能低下症，末端肥大症，糖原病など
  蓄積性：ヘモクロマトーシス，グリコーゲン蓄積症，Fabry病など
  欠乏性：栄養失調（脚気，貧血など），カリウム欠乏など
- 全身性心筋疾患
  膠原病，サルコイドーシス，白血病など
- 筋ジストロフィ
  Duchenne型，Becker型，筋緊張性ジストロフィ
- 神経・筋疾患
  Friedreich失調症，Noonan症候群など
- 過敏性・中毒性
  アルコール性，薬剤性，放射性など
- 産褥性心筋症

（文献3）より引用改変）

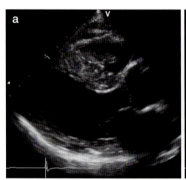
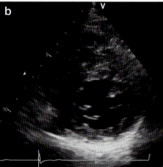

図10 ■ 非対称性中隔肥厚を呈する肥大型心筋症例
a：左室長軸像，b：腱索レベル左室短軸像．
前壁中隔壁16 mm，後壁7 mm，壁厚比＝2.3の非対称性肥厚を認める．

収縮機能は正常であることが多い．約50％に常染色体優性遺伝の家族内発症がみられる．

経過中に左室壁の菲薄化と進行性に収縮機能が低下する"肥大型心筋症拡張相"に移行した症例は予後不良である．

代表的な心エコー所見を以下に挙げる．

● 非対称性中隔肥厚

本症で最も多い肥厚形態である（図10）．中隔と後壁の壁厚比＞1.3と定義されている．25％に左室流出路狭窄が存在し，閉塞性肥大型心筋症 hypertrophic obstructive cardiomyopathy（HOCM）といわれる．

HOCMでは，狭窄部の血流速度を評価するほか，僧帽弁が前方に偏位する収縮期前方運動 systolic anterior motion（SAM）や大動脈弁の半閉鎖がみられることが多く，これらも併せて確認する（図11，12）．SAMは左室内腔の狭小化と乳頭筋の位置異常，僧帽弁のelongationなどの要因が重なることにより生じるといわれている[4]．SAMにより弁の接合不全が生じ，多くは僧帽弁逆流 mitral regurgitation（MR）を合併するが，左室流出路の最大流速をMRの血流と誤らないよう注意する．

大動脈弁の半閉鎖は，流出路狭窄により収縮中期に左室圧が急激に低下するために生じる．

左室内狭窄部位は流出路だけとは限らない．乳頭筋の肥厚や位置異常を合併する症例では，肥厚した心室中隔との間で心室中部狭窄を生じる場合もある．断層法で形態を十分に観察し，パルスドプラ法や連続波ドプラ法を適宜用いて最大流速を

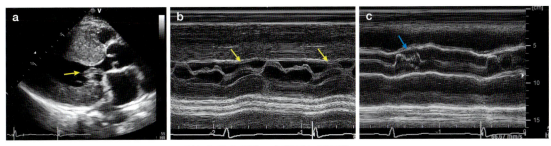

図11 ■ 閉塞性肥大型心筋症における僧帽弁前方運動，大動脈弁半閉鎖
a：収縮期に左室流出路が狭小化し僧帽弁が前方に偏位する（黄矢印），b：僧帽弁の収縮期前方運動（黄矢印），c：大動脈弁半閉鎖（青矢印）の各Mモード．

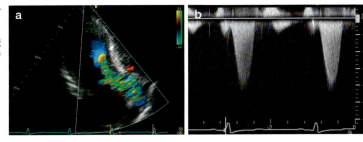

図12 ■ 閉塞性肥大型心筋症における血流速度の評価
左室流出路で加速血流を認め（a），最大流速は4.2 m/sec，圧較差（PG）71 mmHgであった（b）．

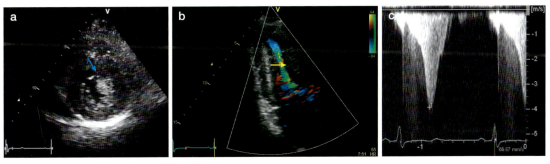

図13 ■ 左室中部に狭窄を呈する肥大型心筋症
a：左室短軸像，b：心尖部左室長軸像，c：連続波ドプラ法による左室内狭窄部の最大流速．
左室の非対称性肥厚に加え，前乳頭筋が肥厚し前方に張り出している（a, 青矢印）
張り出した乳頭筋付近で加速血流を認め（b, 黄矢印），同部位の最大流速は3.9 m/sec，圧較差（PG）62 mmHgであった（c）．

計測する（図13）．

> **試験対策**
>
> 上行大動脈が前方に張り出し，心室中隔基部が左室流出路側に偏位するものをS字状中隔sigmoid septumという．高齢者に多くみられ，左室壁肥厚が合併すると左室流出路狭窄を生じることがある（図14）．この場合，安易にHOCMと混同しないよう左室の肥厚形態を多断面で評価し，最終診断には病理組織学検査や各種画像診断が必要である．
> また，S字状中隔例において，外科手術後の出血や脱水などで左室内腔が狭小化して左室内圧較差が生じる場合もある．

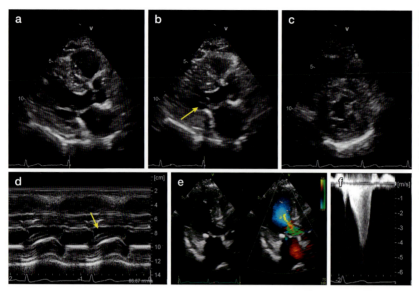

図14 ■ S字状中隔により左室流出路狭窄を生じた一例

a：左室長軸像（拡張末期），b：左室長軸像（収縮末期），c：腱索レベル左室短軸像，d：僧帽弁のMモード，e：心尖部長軸断面のカラードプラ像，f：左室流出路の最大血流速度 4.1 m/sec，圧較差 PG 69 mmHg．
左室対称性肥厚であるが，S字状中隔により左室流出路が狭小となっている．僧帽弁は収縮期に前方運動を示す（矢印）．

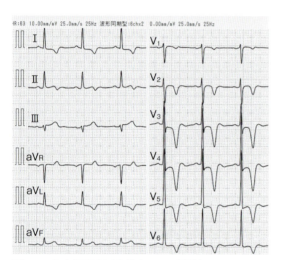

図15 ■ 心尖部肥大型心筋症の12誘導心電図
左胸部誘導でR波の高電位，巨大陰性T波を示す．

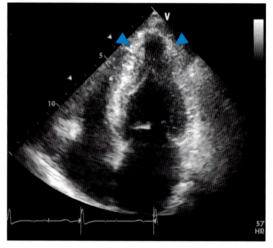

図16 ■ 心尖部肥大型心筋症の四腔断面
心尖部に限局した壁肥厚が認められる（青印）．

● 心尖部肥大型心筋症

欧米人に比し日本人に多くみられ，予後は良好であるといわれている．多くは無症候性で，心電図異常を契機に精査し診断される（図15, 16）．

ⓑ 左室肥大を呈するその他の心筋症

1) 心アミロイドーシス

心臓へのアミロイド蛋白の沈着により，心室の壁肥厚と拡張機能障害をきたした病態である（図17）．アミロイド蛋白は心構造内のさまざまな部位に沈着し，心室壁に限らず房室弁や心房中隔の肥厚を伴うことが特徴的である．本症では顆粒状の心筋性状 granular sparklingを示すことが知られている．また，心膜液貯留を伴うことが多い．本症は病初期には拡張機能障害が主体（図18）で左室の収縮機能は保たれているが，進行性に収縮不全を生じる．

2) 心Fabry病

心Fabry病はα-ガラクトシダーゼA酵素活性の

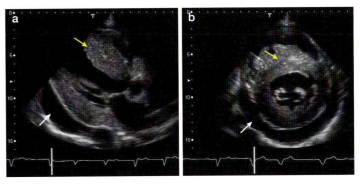

図17 ■ 心アミロイドーシスの左室長軸像（a），左室短軸像（b）
肥厚した左室心筋の性状は高輝度で一部顆粒状（granular sparkling）を呈する（黄矢印）．心膜液貯留も認める（白矢印）．

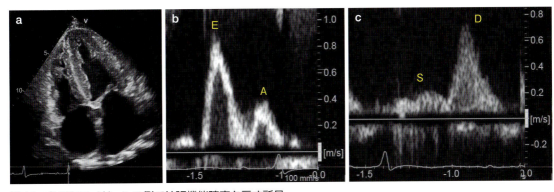

図18 ■ 心アミロイドーシス例で拡張機能障害を示す所見
四腔断面（a）で左房の拡大，左室流入血流（b）で拘束パターン（E/A 2.2, EDcT:150 msec），肺静脈血流（c）はS波＜D波を示す．

低下により心臓にスフィンゴ糖が蓄積し，心障害をきたす先天性代謝異常症である．腎臓や脳，心血管系など多臓器障害をきたすFabry病の亜型といわれている．X染色体性遺伝で，左室肥大を示す日本人男性の3％に潜在するとの報告がある[5]．左室肥大や右室肥大が主な特徴で（図19），病初期には左室の拡張機能障害が主体である（図20）．また，洞性徐脈，房室ブロック，心室内伝導障害，致死性不整脈を伴うことがあり，進行性に左室壁運動異常や左室壁の菲薄化を生じ心不全となる．

試験対策　Fabry病の臨床症状

Fabry病特有の臨床症状は，四肢の疼痛・灼熱感などの神経症状，低汗・無汗症，角膜混濁，被角血管腫，消化器症状，腎障害，心血管障害，脳血管障害などである．"古典的Fabry病"といわれる症例は上記の症状が幼少期からみられ，病期の進行により腎不全が主体となる．"心Fabry病"は障害が心臓に限局した亜型で，中年以降の男性に発症することが多い．

● 拡張型心筋症の判読ポイント

左室の内腔拡大とびまん性収縮機能低下を特徴とする，進行性で予後不良の疾患である（図21）．本症と類似した病態を呈する疾患は多く（表2），冠動脈疾患や弁膜症などの器質的心疾患，全身性疾患の合併がないことが前提である．最終的には心内膜心筋生検による病理組織学的診断が必要である．

● sphericity index

正常心は回転楕円体に近い形状であり，左室の長径と短径は2：1といわれる．拡大心の中でも左室が球状を呈するものは，予後不良であるといわ

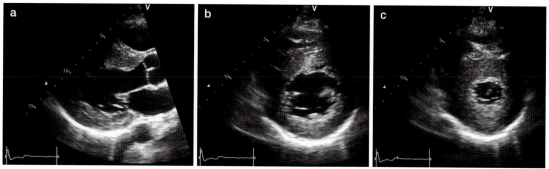

図19 ■ 心Fabry病の左室長軸像（a），拡張末期左室短軸像（b），収縮末期左室短軸像（c）
全周性の壁肥厚を認め，心室中隔壁16 mm，左室後壁15 mmであった．左室内腔の拡大や壁運動異常は認めない．

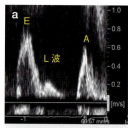
左室流入血流速度波形

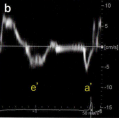
僧帽弁輪運動速度（中隔側）

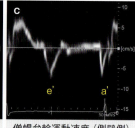
僧帽弁輪運動速度（側壁側）

図20 ■ 心Fabry病の左室拡張機能の評価

左室流入血流 E/A＝1.2，拡張機能障害を示唆するL波が認められる（a）．組織ドプラ法による僧帽弁輪速度は中隔側 e' 5.4 cm/sec（b），側壁側 e' 7.5 cm/sec（c），E/e'＝12.9と拡張機能低下による左房圧上昇が示唆される．

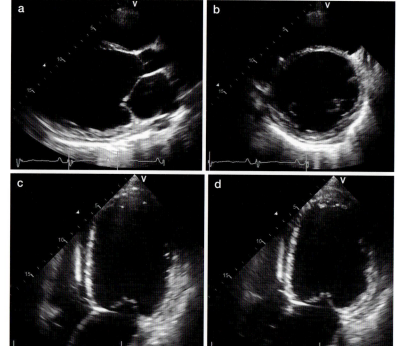

図21 ■ 拡張型心筋症

a：左室長軸像，b：左室短軸像（いずれも拡張末期）．
左室拡張末期径：98 mmと著明な拡大と左室壁の菲薄化を認める．
c：心尖部四腔断面（拡張末期），d：同収縮末期．
著明な左室腔の拡大とびまん性壁運動低下を示す．modified Simpson法での左室拡張末期容積は483 mL，収縮末期容積399 mL，左室駆出率17％であった．

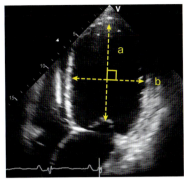

図22 ■ sphericity index
心尖部四腔断面の左室長軸長（a）の中点に直交する短径（b）を計測し，その比がsphericity indexである．

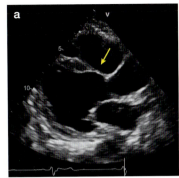 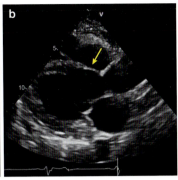

図23 ■ 心サルコイドーシスの拡張末期左室長軸像（a），収縮末期左室長軸像（b）
心室中隔基部の菲薄化と無収縮を呈する（矢印）．
左室拡張末期径：62 mm，収縮末期径：57 mmと左室拡大と収縮機能低下を認める．

図24 ■ 左室緻密化障害の二腔断面（a），左室心尖部短軸像（b）
網目状の肉柱様構造物が発達している（矢印）

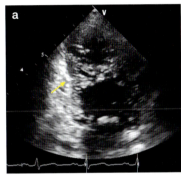 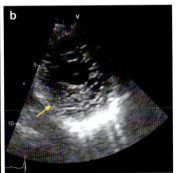

れている．この「球状化」の指標がsphericity indexであり，四腔断面の左室長軸長の中点で長径と短径を計測して算出する（図22）．文献により「長径÷短径」または「短径÷長径」で算出している場合があるが，いずれの計算法でもより球状化すると1.0に近くなる．球状化した左室はwall stressが増大し，機能性僧帽弁逆流に関与するといわれている[6,7]．

d 拡張型心筋症に類似した心筋症

表2に示すように全身性・代謝性疾患や心筋炎，筋ジストロフィーに合併して拡張型心筋症様の病態を示す疾患がある．各論はガイドラインを参照されたい．これらのうち，試験に頻出する疾患について解説する．

1）心サルコイドーシス

サルコイドーシスは全身性肉芽腫性疾患で，心病変を生じたものが心サルコイドーシスである．病初期には肉芽腫性炎症や間質浮腫により心室壁肥厚を認めるが，進行性に壁菲薄化と壁運動異常を生じる．好発部位は心室中隔基部であるが（図23），左室後下壁や自由壁，右室にも生じる．心室瘤を呈する症例やびまん性に壁運動が低下する症例もあり，多彩である．また，心電図で脚ブロックや房室ブロック，心室性不整脈がみられることも特徴の一つである．

2）左室緻密化障害

胎生期において，左室心内膜が網目状から緻密な心筋構造に発達する過程に異常をきたしたものといわれている．

左室壁の網目状の肉柱形成と深い間隙が特徴である（図24）．左室心筋が緻密化層compacted layer（C）と非緻密化層non-compacted layer（NC）の二層構造を示し，各層の比（NC/C）>2.0

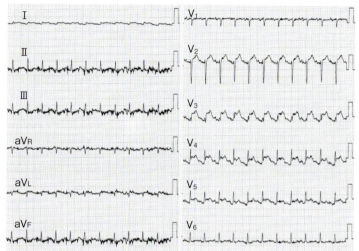

図25■たこつぼ心筋症発症時の12誘導心電図
胸部誘導V_2-V_5でSTの上昇を認める.

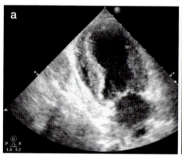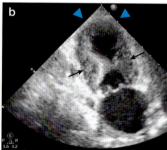

図26■たこつぼ心筋症の心尖部二腔断面
a:拡張末期, b:収縮末期.
左室基部から中部の過収縮(矢印)と心尖部の収縮期における膨隆(青印)がみられる.

が診断基準である.

臨床的な特徴は拡張型心筋症様の心不全と壁在血栓による塞栓症, 致死性不整脈である.

e その他の心筋症

1) たこつぼ心筋症

胸痛や息切れを主訴とし, 心電図でSTの上昇(図25), T波陰転, 異常Q波, 心筋トロポニンの軽度上昇を示すため急性冠症候群が疑われるが, 冠動脈造影で50％以上の狭窄を認めない. 左室造影で心基部の過収縮と心尖部の収縮期膨隆を呈し, 「タコツボ」状であることが名前の由来である.

50歳以上, 約90％は閉経後の女性に発症するといわれている. 精神的・肉体的ストレスがきっかけとなって発症することが多い[8].

発生のメカニズムは冠動脈の多枝にわたる攣縮, 冠動脈微小血管の異常, カテコラミンの異常分泌など諸説あるが[8], 現在のところ不明である.

心エコーでは, 冠動脈病変では説明のつかない範囲において一過性の壁運動異常を認める. 典型例では心尖部の無収縮または収縮期膨隆と心基部の過収縮がみられる(図26)が, 心室中部や心基部が無収縮となる例もある.

心エコーのみで本症を診断するのは危険であり, CTやカテーテルで冠動脈病変の有無を確認する必要がある.

● 文 献

1) Maisch, B et al : Guidelines on the diagnosis and management of pericardial diseases executive summary ; The Task force on the diagnosis and management of pericardial diseases of the European society of cardiology. Eur Heart J 25 : 587-610, 2004
2) 日本循環器学会. 循環器病の診断と治療に関するガイドライン:拡張型心筋症ならびに関連する二次性心筋症の

診療に関するガイドライン http://www.j-circ.or.jp/guideline/pdf/JCS2011_tomoike_h.pdf（2016年9月閲覧）
3) Richardson, P et al : Report of the 1995 World Health Organization/International Society and Federation of Cardiology task force on the definition and classification of cardiomyopathies. Circulation 93 : 841-842, 1996
4) Jiang, L et al : An integrated mechanism for systolic anterior motion of the mitral valve in hypertrophic cardiomyopathy based on echocardiographic observations. Am Heart J 113 : 633-644, 1987
5) Nakao, S et al : An atypical variant of Fabry's disease in men with left ventricular hypertrophy. N Engl J Med 333 : 288-293, 1995
6) Kono, T et al : Left ventricular shape as a determinan of functional mitral regurgitation in patients with severe heart failure secondary to either coronary artery disease or idiopathic dilated cardiomyopathy. Am J Cardiol 68 : 355-359, 1991
7) Donato, MD et al : Left ventricular geometry in normal and post-anterior myocardial infarction patients: sphericity index and 'new' conicity index comparisons. Eur J Cardio-thoracic Surg 29S : S225-S230, 2006
8) Gianni, M et al : Apical ballooning syndrome or takotsubo cardiomyopathy : a systematic review. Eur Heart J 27 : 1523-1529, 2006

〔勝木桂子〕

例題1

心筋症と心エコー図所見で，正しい組み合わせはどれか．

(1) たこつぼ心筋症 ― 収縮期心尖部膨隆
(2) 脚気心 ― 心係数1.7 L/min/m^2
(3) 心Fabry病 ― septal bounce
(4) 心アミロイドーシス ― 左房容積係数 40 mL/m^2
(5) 心サルコイドーシス ― 左室壁肥厚

a (1), (2), (3)　b (1), (2), (5)　c (1), (4), (5)
d (2), (3), (4)　e (3), (4), (5)

解説 脚気心はビタミンB$_1$欠乏により生じる両心不全で，代償性に高心拍出量となる．心サルコイドーシスの病初期には左室壁肥厚を呈するものがある．

解答 c

例題2

心Fabry病について正しいのはどれか．

(1) 男性のみに発症する．
(2) 多発性骨髄腫に合併することが多い．
(3) 治療法は酵素補充療法である．
(4) 進行すると左室壁菲薄化を認める．
(5) 中年期以降に発症することが多い．

a (1), (2), (3)　b (1), (2), (5)　c (1), (4), (5)
d (2), (3), (4)　e (3), (4), (5)

解説 Fabry病はX染色体劣性遺伝で，通常は男性に発症し女性は保因者となることが多いが，女性でも発症する．

多発性骨髄腫に合併することが多いのは心アミロイドーシスである．

解答 e

例題3

50代の女性．労作時息切れと収縮期雑音の精査で来院した．写真は傍胸骨長軸断面（A, B），カラードプラ像と連続波ドプラ血流速波形（C, D, E, F）である．正しいのはどれか．左房圧は10 mmHgと仮定する．

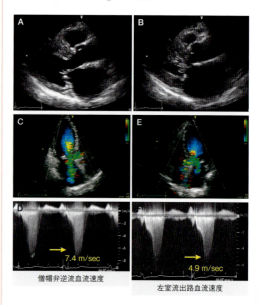

(1) 心室中隔の非対称性肥厚がみられる．
(2) 左房の拡大を認める．
(3) 左室内圧較差には日内・日差変動がある．
(4) 僧帽弁逆流の成因はtetheringである．
(5) 推定される収縮期血圧は100 mmHgである．

a (1), (2), (3)　b (1), (2), (5)　c (1), (4), (5)
d (2), (3), (4)　e (3), (4), (5)

解説 僧帽弁逆流血流から推定される左室－左房圧較差は$4 \times (7.4)^2 = 219$ mmHg，左室圧は$219 + 10 = 229$ mmHg，左室流出路の圧較差は$4 \times (4.9)^2 = 96$ mmHg．したがって計算上の収縮期血圧は$229 - 96 = 133$ mmHgとなる．

解答 a

5 先天性心疾患

1 心房中隔欠損(ASD)の判読ポイント

心房中隔欠損 atrial septal defect (ASD) は，心房中隔に欠損孔が確認できれば診断できる．

欠損孔の位置により①二次孔欠損，②一次孔欠損（不完全房室中隔欠損という別疾患として扱われる（後述）），③静脈洞型欠損，④冠静脈洞型欠損に分類される．静脈洞型欠損は上位型，下位型に分かれる（図1）．

ⓐ ASDの心エコー図所見

- 右房，右室の拡大
- 心室中隔の奇異性運動（図2）

ⓑ 二次孔欠損はどのように観察されるか

二次孔欠損では傍胸骨四腔断面にて欠損孔を確認することが多い（図3）．同断面では心房中隔がドロップアウトし，あたかも欠損孔があるように観察される場合もあるので注意が必要である．カラードプラでは左房から右房に向かう左—右短絡血流が観察される（図4）．

＊注意点

右心系の拡大を認めるが，通常のアプローチでは欠損孔を認めない場合は静脈洞型欠損，冠静脈洞型欠損，部分肺静脈還流異常 partial anomalous pulmonary venous connection (PAPVC) を考える．

ⓒ 静脈洞型ASDはどのように観察されるか

小児では心窩部アプローチによる矢状断面にて

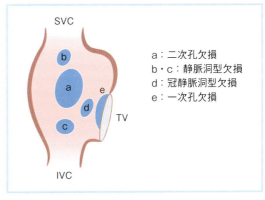

図1 ■ ASD 欠損孔の部位での分類
SVC：上大静脈，IVC：下大静脈，TV：三尖弁．

a：二次孔欠損
b・c：静脈洞型欠損
d：冠静脈洞型欠損
e：一次孔欠損

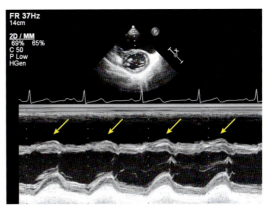

図2 ■ ASDの心室中隔の奇異性運動
右室の容量負荷により心室中隔は拡張期には左室側へ押されるが，収縮期には左室が丸くなるためMモードで奇異性運動が認められる（矢印）．

85

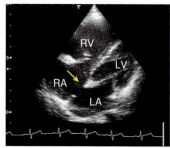
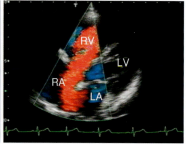

図3（左）■ ASDの傍胸骨四腔断面
心房中隔に欠損孔が認められる（矢印）.

図4（右）■ ASDの傍胸骨四腔断面のカラードプラ
欠損孔を通る短絡血流が観察される.

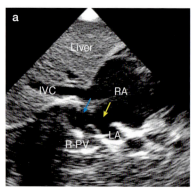
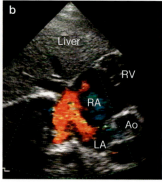

図5■ 部分肺静脈還流異常を伴った静脈洞型ASD（下位型）
a：下位欠損孔（黄矢印）と右下肺静脈が右房に開口している（青矢印）のが観察される.
b：カラードプラにてASD欠損孔を通る短絡血流とPAPVCの還流が認められる.
IVC：下大静脈, R-PV：右肺静脈.

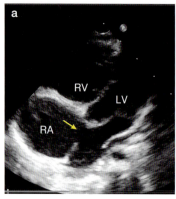
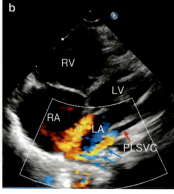

図6■ 冠静脈洞型ASD
この症例では冠静脈洞はLA内に観察されず, 冠静脈開口部に相当する箇所に欠損孔が観察される（a, 矢印）. bはaから少し上に向けた断面である. PLSVC（赤矢印）からLAに直接還流されるのが観察される（青矢印）. この症例ではLA内の冠静脈洞の壁がすべて欠損しているものと推測される.
PLSVC：左上大静脈遺残.

上位型では上大静脈開口部, 下位型では下大静脈開口部に欠損孔が観察される. カラードプラにて左—右短絡血流が認められる. 静脈洞型ではPAPVCを合併することが多いので, 必ずその有無を確認する（図5）. 成人では右側臥位にてASA（心房—心房中隔—心房）viewにて小児と同様に観察される.

d 冠静脈洞型ASDはどのように観察されるか

冠静脈洞の開口部に欠損孔が観察される（図6）. 通常, unroofed coronary sinusを有しており, 冠静脈洞の前壁が一部欠如し左房からの血流が同部位を通り右房に還流するのを確認することで診断は可能となる. また, 左上大静脈遺残を合併することも多く（図6）, 大きな冠静脈洞の開口部ように観察されることが多い. ASDの中では非常にまれな型である.

e Eisenmenger化したASDはどのように観察されるか

短絡血流は両方向性となるが, 左右心房圧が同

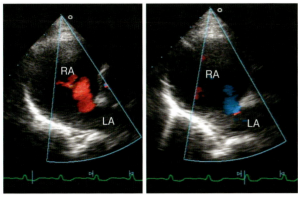

図7■Eisenmenger化したASDの両方向性の短絡血流
a：左─右短絡，b：右─左短絡．
右側臥位より得られたASA viewのカラードプラである．両方向性の短絡血流が認められる．

（文献1）より引用）

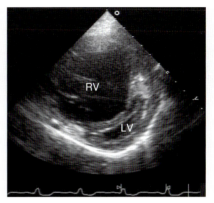

図8■Eisenmenger化したASDの左室短軸断面
右室圧が95 mmHgと推定されたEisenmenger化したASDの左室短軸断面である．容量負荷と圧負荷のため拡大した右室に圧排され著明に変形した左室が観察される．

（文献1）より引用）

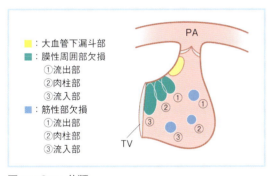

図9■Soto分類
TV：三尖弁，PA：肺動脈．

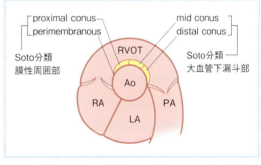

図10■当院とSoto分類でのVSDの欠損孔の関係
RVOT：右室流出路，PA：肺動脈．

等となることによる短絡血流量の減少と低流速のためにカラードプラでは確認しにくくなる．確認するには血流がドプラビームに平行となる心窩部アプローチやASA viewにて速度レンジを下げ低流速を描出しやすく設定することで確認しやすくなる（図7）．また，右室容量負荷に圧負荷が伴うため左室の変形が著明となる（図8）．

2 心室中隔欠損（VSD）の判読ポイント

心室中隔欠損ventricular septal defect（VSD）の分類はKirklinの分類が用いられることが多かったが，近年はSoto分類が用いられることが多い．したがって心エコー検査においてはSoto分類による欠損孔の評価は必須となる．

a Soto分類

Soto分類では欠損孔を膜性周囲部perimembranous，筋性部muscular，大血管下漏斗部subarterial infundibularに分けられ，さらに膜性周囲部と筋性部は流入部，肉柱部，流出部に分けられる（図9）．心エコー診断からみるとSoto分類ではKirklinの分類と比較して膜性周囲部欠損に相当する部位は広い．国立循環器病研究センター（以下，当院）では，VSDは欠損部位を所見に記載している［例えば漏斗部中隔欠損はdistal conus defect, mid conus defect, proximal conus defectの3つに分けて所見に記載している（図10）］．また診

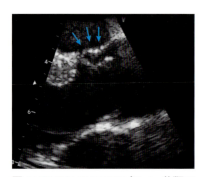

図11 ■ VSDのRCCH（Soto分類での大血管下漏斗部欠損）
RCCが変曲点を持ってRV側へ突出しているのが観察される（矢印）．当院ではRCCHと表現．

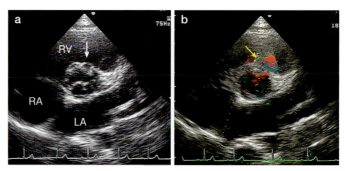

図12 ■ 短軸断面にて肺動脈弁下に認められたRCCH（Soto分類での大血管下漏斗部欠損）
a：肺動脈弁下にRCCがRV側へ突出しているのが観察される（白矢印）．
b：カラードプラにて同部位より短絡血流が観察される（黄矢印）．

断所見としては「outlet type（KirklinⅠ型に相当），perimembranous type（KirklinⅡ型に相当），inlet type（KirklinⅢ型に相当），muscular type（KirklinⅣ型に相当）」と記載している．しかし，Soto分類では，outlet typeのproximal conus defectは膜性周囲部の流出部欠損に，inlet typeは膜性周囲部の流入部欠損に分類される．そして形態的には室上稜のやや下側のmuscular typeは膜性周囲部肉柱部欠損に分類されることになり，欠損孔の判読には注意が必要となる．

ⓑ VSD断層法形態による欠損部位の評価

大血管下漏斗部のVSDでは右室側から見た欠損孔の向こう側は大動脈弁右冠尖right coronary cusp（RCC）が存在し収縮期にRCCが欠損孔を通して右室側へ突出する．そのため長軸断面ではRCCが変曲点を持って右室に逸脱する形態で観察される（図11）．短軸断面でもRCCが欠損孔から右室側へ突出しているのが観察される（図12）［一般的にはこの形態をRCCP（RCCのprolapse）と表現するが，当院ではprolapseは大動脈弁逆流の成因の一つである大動脈弁のLV側への落ち込みと混同するため，RCCH（RCCのherniation）と表現している］．したがってこのような断層所見が観察され，カラードプラ法にてdistal〜mid conusの間から短絡血流が観察されると，大血管下漏斗部のVSDと評価できる．

＊欠損部位評価の注意点

Soto分類による膜性周囲部の流出部欠損でもRCCHの形態を生じる．そのためカラードプラ法による短絡血流の出現箇所の確認は大切である．また大きな大血管下漏斗部VSDではRCCが欠損孔にはまり込み，その周りから短絡血流が出現することがあるため，断層法にて形態をよく観察することも大切である．

膜性周囲部VSDの流出部欠損では，三尖弁中隔尖がpouch状の形態を呈しVSDを覆うように観察される場合［当院ではpouch formation of septal leaflet（PSL）と表現している（図13）］や中隔自体が瘤状の形態を呈する場合が多い（図14）．両形態ともカラードプラ法にて短絡血流が観察されることを確認する必要がある．経過観察中に短絡血流が消失する場合や，検査にてこれらのような形態を示しているが短絡血流が認められない場合は，VSDの自然閉鎖と考えられる．また，膜性周囲部VSDでは短絡血流が三尖弁前尖の弁下組織に当たり，右房に向かう場合がある．これは，LV-RA communicationと呼ばれる（図15）（三尖弁の付着部と僧帽弁の付着部の間に欠損孔がある場合をtrue LV-RA communicationというのに対しpseudo LV-RA communicationとも呼ばれることもある）．

膜性周囲部肉柱部欠損は図16のようなエコー像を呈する．

膜性周囲部の流入部欠損は心内膜床部の欠損にあたり，単独では非常にまれである．

筋性部のVSD以前ではよほど大きな欠損孔で

5 先天性心疾患

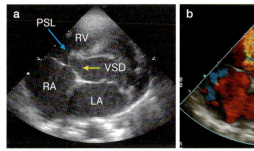

図 13 ■ 膜性周囲部 VSD（Soto 分類での膜性周囲部流出路欠損）
a：三尖弁中隔尖が pouch 状を呈し（当院では PSL と表現）本来の VSD を覆っている.
b：PSL が完全に VSD を覆っているわけではないのでカラードプラにて VSD 短絡血流が認められる.

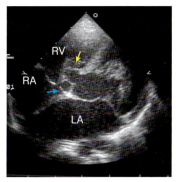

図 14 ■ 膜性周囲部 VSD（Soto 分類での膜性周囲部流出路欠損）
この症例では PSL ではなく膜様部中隔自体が瘤を形成している（中隔瘤）.
青矢印：三尖弁中隔尖, 黄矢印：中隔瘤.

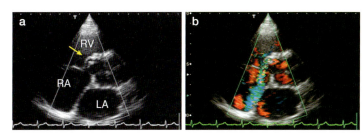

図 15 ■ LV-RA communication
PSL を覆うように三尖弁前尖の弁下組織が存在し（a, 矢印）, VSD 短絡血流が同部位に当たり, RA に抜けているのが観察される（b）.

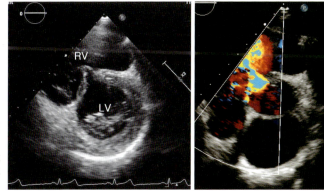

図 16 ■ 膜性周囲部 VSD（Soto 分類での膜性周囲部肉柱部欠損）
欠損部は小さな中隔瘤を呈しているが, 筋性部寄りの VSD である. Soto 分類では膜性周囲部肉柱部欠損と分類される.

なければ, 断層法では観察することは困難であったが, 最近ではエコー画像も向上しており, カラードプラガイド下でよく観察すると断層法でも欠損孔が観察されることもある（図17）.

ⓒ その他 VSD の心エコー図所見

左房, 左室の拡大がみられる.

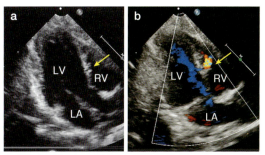

図 17 ■ 筋性部 VSD（Soto 分類での筋性肉柱部欠損）
欠損孔は小さいが断層法でも欠損孔が認められる（矢印）.

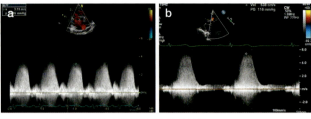
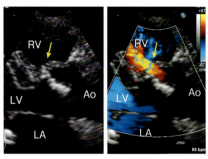

図18■VSD短絡血流の連続波ドプラ波形

a：小児のVSD短絡血流である．簡易Bernoulli式より求めた圧較差は41 mmHgである．収縮期血圧が90 mmHgと考えると90－41＝49 mmHg，小児の右房圧を0～5 mmHgと考えると右室収縮期圧は49～54 mmHgとなるので軽度～中等度の肺高血圧があると推測される．
b：成人のVSD短絡血流である．簡易Bernoulli式より求めた圧較差は116 mmHgである．収縮期血圧が130 mmHgと考えると130－116＝14 mmHg，成人の右房圧を5～10 mmHgと考えると右室収縮期圧は19～24 mmHgとなるので肺高血圧はないと判断できる．

図19■RCCのValsalva ruptureの心エコー図

RCCのValsalva洞（矢印）からRVへ向かう血流が観察される．

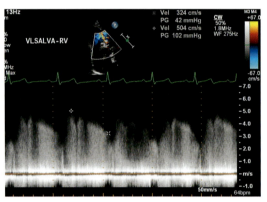
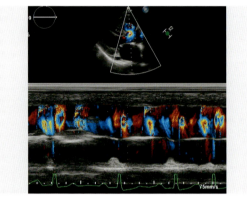

図20■RCCのValsalva ruptureの連続波ドプラ波形

短絡血流はAoとRVの圧較差により生じるため連続性となり拡張期血流速度も速くなる．

図21■Eisenmenger化したVSDのカラーMモード

カラーMモード法では短絡方向とその時相がよくわかる．

ⓓ VSD短絡血流から右室圧を推定するには

VSD短絡血流速度は左室と右室の圧較差により決定される．つまり，肺高血圧や肺動脈狭窄がなく右室圧が低い場合にはVSD短絡血流速度は速くなり，肺高血圧や肺動脈狭窄により右室圧が高い場合にはVSD短絡血流速度は遅くなる（図18）．VSD短絡血流速度を簡易Bernoulli式（$\Delta P = 4V^2$）に代入すると左室－右室間圧較差が求められる．大動脈狭窄がなければ血圧の収縮期圧は左室収縮期圧と同じと考えられ，血圧の収縮期圧からVSDの圧較差を差し引くことにより右室の収縮期圧が求められる．これにより肺高血圧の有無が判断できる．

＊RCCHを伴うVSDでの注意点

RCCHを伴うVSDでは感染やRCC壁自体が薄くなることで穿孔を起こすことがある（図19）．その場合は短絡血流パターンがVSDとは異なり連続性となる．大動脈と右室との短絡となるため拡張期の短絡血流速度も速くなる（図20）．

ⓔ Eisenmenger化したVSDはどのように観察されるか

短絡血流は両方向性となる．その方向はカラーMモードでも確認しやすい（図21）．

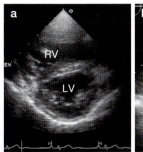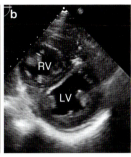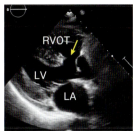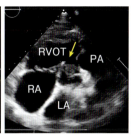

図22 ■ Eisenmenger化したVSDの左室短軸断面
aは右室圧が91 mmHg，bは156 mmHgと推定されたEisenmenger化したVSDの左室短軸断面である．Eisenmenger化したASDと比較し左室の変形は小さい．

図23 ■ 図22bのVSDの断層像
肺動脈下からproximal conusにかけてtrabecular extensionしたlarge VSDを認める（矢印）．Soto分類では大血管下漏斗部から筋性部流出部のVSDとなる．
RVOT：右室流出路，PA：肺動脈．

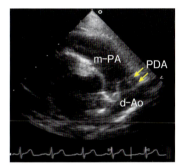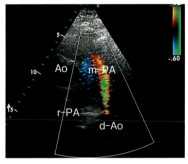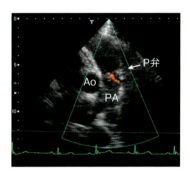

図24 ■ PDAの断層像
第二肋間矢状断面にて得られたPDA断層像である．Ao側は太く，PA側が細い円錐型の形状を呈している．小児では断層像でPDAの形態を確認できることが多い．
m-PA：主肺動脈，d-Ao：下行大動脈．

図25 ■ PDAのカラードプラ
成人ではPDAを断層像では観察しがたく，カラードプラにて短絡血流を認めることで診断が可能となる．このとき，PA内の血流だけではなくd-Aoから吹き出す血流を捉えることが大切である．
m-PA：主肺動脈，r-PA：右肺動脈，d-Ao：下行大動脈．

図26 ■ 冠動脈─肺動脈瘻
肺動脈に開口する冠動脈瘻は肺動脈弁下に多く，短絡量は少量でありPDAとも鑑別は容易である．
PA：肺動脈，P弁：肺動脈弁．

　右室圧が非常に高いため左室の変形をきたすがその変形の程度はASDに比較し小さい（図22）．Eisenmenger化するVSDの多くは，本来の欠損孔が大きいため（図23）短絡血流速度による簡易Bernoulli式は適応できない．

3 動脈管開存（PDA）の判読ポイント

　動脈管開存patent ductus arteriosus（PDA）では，動脈管は下行大動脈から肺動脈分岐部の左肺動脈側へ開口していることが多く，小児では第二肋間鎖骨中線あたりを矢状断面で観察すると動脈管の形態を観察することも可能であるが（図24），成人では形態を観察することは容易ではない．通常は，カラードプラ法にて短絡血流を描出することにより診断が可能となる（図25）．

＊注意点

　肺動脈に短絡血流が描出される疾患はPDAだけではなく，冠動脈瘻も存在する．肺動脈に開口する冠動脈瘻では肺動脈弁下に開口することが多く，短絡量も少量であることが多いので鑑別は比較的容易と思われる（図26）．一方，短絡量が多い冠動脈瘻では瘻を生じている冠動脈自体が瘤状であったり拡大していたりすることが多く，冠動脈を観察することも鑑別の一助となる．

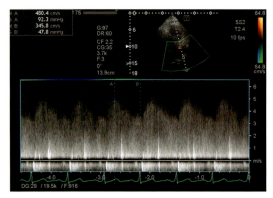

図27 ■ PDAの短絡血流の連続波ドプラ所見
PDAでは連続性短絡血流となる.
簡易Bernoulli式より求めた収縮期圧較差は92 mmHg, 拡張末期圧較差は48 mmHgである.
この症例は成人症例であるが血圧が120 mmHg/60 mmHgと考えると肺動脈圧は28 mmHg/12 mmHgとなり肺高血圧は認めないと判断される.

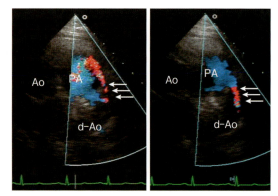

図28 ■ Eisenmenger化したPDAのカラードプラ
カラードプラにて両方向の血流が認められる.
PA：肺動脈, d-Ao：下行大動脈.
（文献1）より引用）

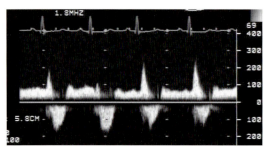

図29 ■ Eisenmenger化したPDAの連続波ドプラ
Eisenmenger化すると短絡血流の連続性はなくなる.
（文献1）より引用）

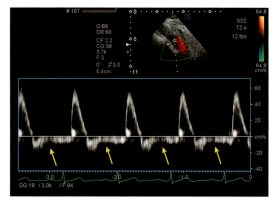

図30 ■ PDAの腹部大動脈血流
PDAの腹部大動脈血流である. 全拡張期逆行性血流が認められる（矢印）.

ⓐ その他PDAの心エコー図所見

- 左房, 左室の拡大
- 連続性短絡血流：PDA短絡血流は大動脈と肺動脈の圧較差で生じる. ゆえに通常は左─右の連続性短絡である（図27）. 肺血流増加が長期にわたって持続すると肺血管抵抗が高くなり, 肺動脈圧が上昇してくる. これに伴い左─右短絡は減少しEisenmenger化すると両方向性の血流となり, 連続性は消失する（図28, 29）.
- 腹部大動脈血流の全拡張期逆行性血流：PDAでは拡張期にも大動脈から肺動脈に血流が流れるため, その短絡血流量に応じて中等度以上の大動脈弁逆流aortic regurgitation（AR）と同様にパルスドプラ法にて腹部大動脈血流の全拡張期逆行性血流波形が捉えられる（図30）.

＊腹部大動脈血流波形解釈上の注意点

腹部動大動脈での全拡張期逆行性血流波形は中等度以上のAR, PDAだけではなく, 短絡量の多い冠動脈─肺動脈瘻, 大動脈肺動脈窓, Blalock-Taussig術, 大動脈のコンプライアンス低下でも生じる.

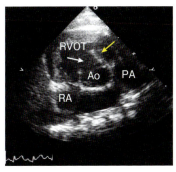

図31 ■ TOFの短軸断面

漏斗部中隔の前方偏位（黄矢印）とその横に大きなVSD（白矢印）が認められる。この漏斗部中隔の前方偏位を認めることによりTOFと診断できる。
RVOT：右室流出路。

（文献2）より引用）

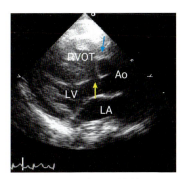

図32 ■ TOFの左室長軸断面

大動脈騎乗（青矢印）とその下方に心室中隔欠損（黄矢印）が認められる。通常TOFでは大動脈は大きく、左室は小さい。
RVOT：右室流出路。

（文献2）より引用）

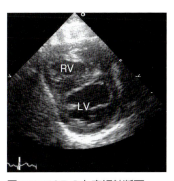

図33 ■ TOFの左室短軸断面

TOFでは大きなVSDにより左室と右室は等圧となるため、心室中隔は扁平（flat）となる。

（文献2）より引用）

ⓑ 短絡血流から右室圧を推定するには

肺動脈狭窄がない場合、肺動脈収縮期圧は右室収縮期圧と等しいと考えられる。

PDA収縮期短絡血流速度を簡易Bernoulli式（$\Delta P=4V^2$）に代入すると大動脈—肺動脈間の収縮期圧較差が求められる。大動脈圧は血圧を測れば求められるので血圧の収縮期圧からPDAの圧較差を差し引くことにより肺動脈の収縮期圧が求められる。これにより肺高血圧の有無が判断できる（図27）。

ⓒ PDAにおいて肺体血流比（Qp/Qs）を求めるには

PDAにてQp/Qsを求める場合は、ASDやVSDとは異なり左室流出路で求めた血流量が肺を流れる血流量（Qp）、右室流出路で求めた血流量が体を流れる血流量（Qs）になることに注意する。

4 Follot四徴（TOF）の判読ポイント

Follotが定義した四徴tetoralogy of Fallot（TOF）はVSD、肺動脈狭窄、大動脈騎乗、右室肥大であるが、発生機序からいえば、漏斗部中隔の右前方偏位によって生じるVSDとそれに伴う肺動脈弁下狭窄が本疾患の本質である。ゆえに心エコー図検査でのTOFの診断ポイントは漏斗部中隔の前方偏位を捉えることである。

ⓐ 漏斗部中隔の前方偏位はどのように観察されるか

大動脈弁短軸断面から少し左室側へ走査した断面（左室流出路断面）にて、漏斗部中隔が右室側へ向かって立っているように観察される。その横にはmalalignment typeの大きなVSDが観察される（図31）。

ⓑ その他TOFの心エコー図所見

- 大動脈騎乗：左室長軸断面にて右室側へ騎乗した大動脈とその下にVSDが観察される。TOFでは通常、大動脈は拡大しており、左室は小さい（図32）。
- 心室中隔の扁平化：TOFでは大きなVSDのため右室と左室は等圧である。ゆえに左室短軸断面では心室中隔は扁平（flat）となる（図33）。
- 右—左短絡：通常は高度な肺動脈弁下狭窄（肺動脈弁狭窄を合併していることもある）のため収縮期に血流は肺動脈へ流れにくく、カラードプラ法にて収縮期に右室からVSDを通り大動脈へ向かう右—左短絡血流が観察される。

＊注意点

肺動脈弁下狭窄が軽度である場合は、通常のVSDと同様に左—右短絡になる。このような場合はチアノーゼが生じないので俗にピンクファローと呼ばれる。ゆえに、短絡血流方向だけで判断しないよう注

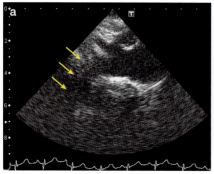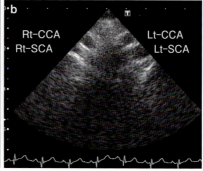

図34 ■ 右大動脈弓の断層像

a：大動脈弓を水平断面にて描出した断層像である．大動脈弓は右を向いているのが観察される（矢印）．
b：さらに上方に走査し，腕頭動脈が左に向かい分岐することを確認することで右大動脈弓と判断できる．
Lt-CCA：左総頸動脈，Lt-SCA：左鎖骨下動脈，Rt-CCA：右総頸動脈，Rt-SCA：右鎖骨下動脈．

（文献2）より引用）

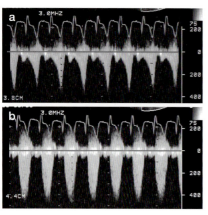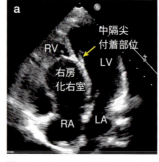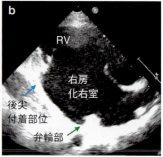

図36 ■ Ebstein奇形のplastering

a：心尖部四腔断面である．中隔尖付着部位の心尖側へ偏位（矢印）と大きな前尖と，右房化右室が認められる．
b：右室流入路断面である．後尖付着部の心尖部偏位が認められる．

図35 ■ TOFの連続波ドプラ法での血流速度波形

a：肺動脈弁下狭窄の血流速度波形である．ピークが遅く閉塞性血流パターンを呈している．
b：肺動脈弁位での血流速度波形である．ピークが中央部にあり，肺動脈弁下狭窄の血流速度波形とはパターンが異なる．

（文献2）より引用）

意が必要である．

● 右大動脈弓：TOFでは20〜30％と高率に右大動脈弓が存在する．成人では描出しがたいが，小児では水平断面にてプローブを上方に走査し，大動脈が左右どちら側に弓を形成しているかを観察する．そのままさらに上方に走査して腕頭動脈が左側へ向かって走行し総頸動脈，鎖骨下動脈に分岐することを確認できれば右大動脈弓と診断できる（図34）．

ⓒ 肺動脈弁下狭窄と肺動脈弁狭窄を鑑別するには

　TOFでは全体の50％に肺動脈狭窄が存在する．心エコーでは肺動脈弁下狭窄と肺動脈弁狭窄が合併する場合は両血流を区別する必要がある．連続波ドプラを用いると，肺動脈弁下狭窄ではそのエンベロープ（包絡線：envelope）は流速のピークが後方に位置する閉塞性パターンを呈し，肺動脈弁狭窄ではピークが中央にある血流パターンを呈するため鑑別は可能となる（図35）．

図37 ■ 不完全型AVSDの傍胸骨四腔断面

a：一次中隔欠損（黄矢印）と心室中隔心内膜床部のpouch状（青矢印）が認められる.
b：一次中隔欠損孔を通過する左―右短絡血流が認められる.

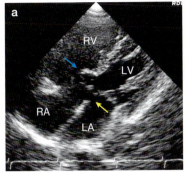
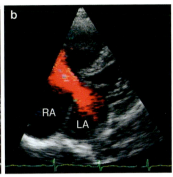

5 Ebstein奇形の判読ポイント

三尖弁の形成不全により中隔尖と後尖が右室壁に貼りつき（plastering），その付着部位が正常の弁輪部より心尖部に偏位している形態を呈する．右房化右室による大きな右房，大きな前尖，三尖弁逆流（まれに狭窄）もこの疾患の特徴ではあるが，心エコー図検査では中隔尖と後尖の付着部位の心尖部偏位を確認することが診断の決め手となる（図36）．

ⓐ 判読断面は次の2断面である

- 心尖部四腔断面：中隔尖付着部が僧帽弁付着部位より心尖部側へ偏位しているのを観察し判断する．
- ※補足：中隔尖の弁輪部はエコーで判断しかねるため，中隔尖の心尖部偏位距離は僧帽弁付着部位との差で求めることが多い．
- 右室流入路断面：後尖が弁輪部より心尖部側へ偏位していることを観察し判断する．弁輪部から後尖の付着部位までを心尖部偏位距離として計測する．

ⓑ 偏位の程度がどれくらいならEbstein奇形とするのか

正常でも三尖弁は僧帽弁より心尖部寄りに付着している．明らかに偏位している場合は問題ないが偏位の程度が微妙な場合は判断に困ることもある．診断の基準としては①小児で15 mm，成人で20 mm以上，②体表面積で補正して8 mm/m^{2}以上，③それぞれ15 mm以上，13 mm/m^{2}以上がある[1]．

6 不完全型房室中隔欠損（incomplete AVSD）の判読ポイント

不完全型房室中隔欠損incomplete atrioventricular septal defect（incomplete AVSD）は，以前は心内膜床欠損と呼ばれていた疾患である．

心房中隔の一次孔欠損と僧帽弁の裂隙（cleft）を特徴とする．

● 断層法による形態の評価

- 心尖部四腔断面，傍胸骨四腔断面より心房の房室弁側一次中隔の欠損が認められる．カラードプラ法では左房から右房への左―右短絡血流が認められる．また，心室中隔膜様部がpouch状に観察されるが，この部分は心内膜床から房室弁が形成される過程の障害によるものであり僧帽弁の一部と考えるのが妥当である（図37）．
- 左室短軸断面にて僧帽弁を観察すると，前尖が「ハの字」状に観察される．これが僧帽弁の裂隙である．カラードプラを入れると「ハの字」の部分から中等度以上の僧帽弁逆流が観察されることが多い（図38）．
- ASDと同様に右房，右室の拡大を認め，僧帽弁逆流量が高度な場合左房の拡大も認める．

7 修正大血管転位（C-TGA）の判読ポイント

修正大血管転位corrected transposition of the great arteries（C-TGA）は心室逆位と大血管転位

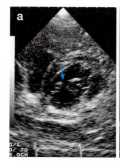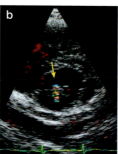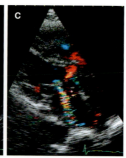

図38 ■ 不完全型 AVSD の短軸断面と長軸断面
a：左室短軸断面では僧帽弁前尖が「ハの字」を呈している．この部分が裂開 (cleft) である．
b：カラードプラでは同部位より僧帽弁逆流が認められる．
c：左室長軸断面より中等度の僧帽弁逆流であることがわかる．

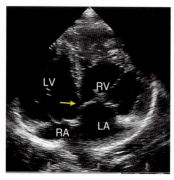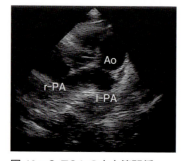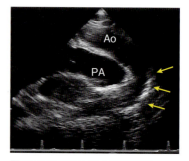

図39 ■ C-TGA の心尖部四腔断面
左側の房室弁が心尖部寄りに付着している（矢印）ことにより左側の心室が解剖学的右室と診断される．

図40 ■ C-TGA の大血管関係
右後側の大血管が左右に分岐していることから肺動脈と判断できる．ゆえに左前方の大血管は大動脈と考えることができる．
r-PA：右肺動脈, l-PA：左肺動脈．

図41 ■ C-TGA の大血管関係
前方の大血管が弓を形成していることで大動脈と診断できる（矢印）．
PA：肺動脈．

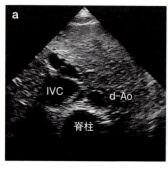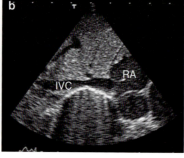

図42 ■ 下大静脈の走行
a：心窩部短軸断面である．脊柱の右側を下大静脈，左側を下行大動脈が走行しているのが観察されており血管の位置関係は正常である．
b：下大静脈を矢状断面で描出した断面で右の心房に開口しているのが観察される．これにより内臓心房位は心エコー図では正位と診断される．
IVC：下大静脈, d-Ao：下行大動脈．

が合わさった疾患で，心房，心室，大血管の関係は右房―左室―肺動脈，左房―右室―大動脈となる．

a 断層法ではどう診断するか

内臓心房位が正位の場合は心尖部四腔断面にて房室弁の付着部位を確認することで診断が可能となる．Ebstein奇形の項で記述したとおり，三尖弁と僧帽弁では三尖弁の方が心尖部寄りに付着している．三尖弁が付いている心室は必ず右室である．ゆえに四腔断面にて左側にある心室の房室弁が心尖部側に付着していることを確認することで左側の心室が解剖学的右室と判断できる（図39）．

心室，大血管の関係は心室短軸断面をそのまま水平に上方へ走査し解剖学的左室（右側の心室）から起始している血管が左右に分岐することで肺動脈であることを確認する（図40）．そして解剖学的右室から起始する血管が弓を形成することで大動脈と判断できる（図41）．

※補足：内臓心房位正位とは内臓と心房が正常の

図43■三心房心の心エコー図
a：心尖部四腔断面である。左房内に異常隔壁が認められる（白矢印）。肺静脈が還流するaccessory chamber（青矢印）と本来の左房に分かれている。
b：異常隔壁を通過する加速血流が認められる（黄矢印）。

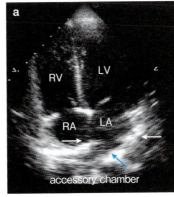
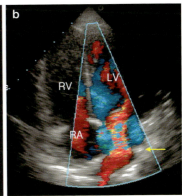

図44■CoAの断層像とカラードプラ像
大動脈弓部下に縮窄部位が認められる（矢印）。カラードプラでは加速血流を伴ったモザイク状の血流が認められる。

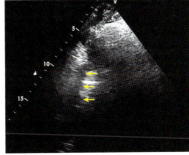
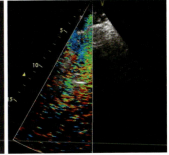

位置にあることを意味し，右房が左房の右に存在する．心房位は心耳の形状で判断するが，心エコーでは心耳の同定は困難である．そのため下大静脈が開口する心房を右房と定義している．心窩部短軸断面にて脊柱の右側に下大静脈，左側に下行大動脈が走行し，下大静脈が右の心房に開口することを確認することで正位と判断できる（図42）．

8 三心房心（coa triatriatum）の判読ポイント

心尖部四腔断面にて左房内異常隔壁を確認し，肺静脈が還流する副室accessory chamberと本来の左房（左心耳を有する）との間の交通孔の狭窄の程度を確認するとよい（図43）．

9 単純性（成人型）大動脈縮窄（CoA）の判読ポイント

単純性（成人型）大動脈縮窄coarctation of aorta（CoA）では胸骨上窩アプローチにて弓部下が細

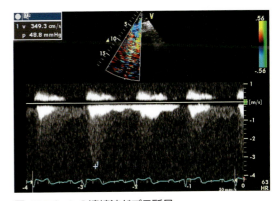

図45■CoAの連続波ドプラ所見
連続波ドプラにて3.5 m/secの速い血流が認められるが，簡易Bernoulli式は適用できない．

くなっているのを確認する．断層法では観察しがたい場合はカラードプラ法を併用すると縮窄部位に一致して加速血流を伴うモザイク状のカラーが観察される（図44）．同部位に連続波ドプラを入れると速い血流が記録できるが，簡易Bernoulli式の適用は認めない（図45）．

腹部大動脈血流がCoAパターンと呼ばれる血管狭窄性の血流パターンを呈することも診断の一助となる(図46).

※補足：本疾患は大動脈二尖弁に合併することが多い(図47).

● 文　献
1) 幸山佳津美：Eisenmenger症候群. 心エコー　3：824-831, 2002
2) 幸山佳津美：Fallot四徴と両大血管右室起始. 小児科診療　71：87-98, 2008

● 参考文献
3) 村田和也：エプスタイン病. 心エコー　3：746-751, 2002

(幸山佳津美)

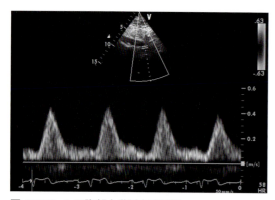

図46 ■ CoAの腹部大動脈血流波形
CoAパターンと呼ばれる血管狭窄性の血流パターンが認められる.

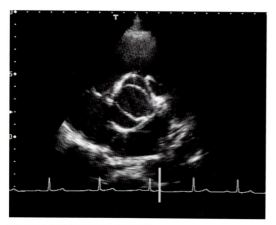

図47 ■ 大動脈二尖弁の断層像
この症例は前後に開放している二尖弁である. 明らかなrapheは観察できない.

例題1

写真は大動脈短軸断面からやや下方の短軸断面である．A：カラードプラ像，B：断層像，C：Aの連続波ドプラ所見である．正しいのはどれか．

この症例は小児であり収縮末期から拡張早期にかけての左室の変形はないものとする．
LVOT：左室流出路．

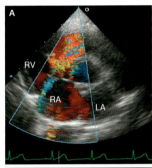

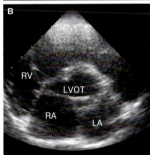

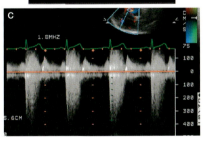

(1) 膜性周囲部心室中隔欠損を認める．
(2) 大血管漏斗部心室中隔欠損を認める．
(3) 三尖弁中隔尖のpouch formationを認める．
(4) 肺高血圧を認める．
(5) LV-RA communicationが示唆される．

a (1), (3), (5)　　b (2), (3), (4)　　c (3), (4)
d (1), (4), (5)　　e (2), (3), (5)

解説 断層像で三尖弁中隔尖がpouch formationを呈しており，Soto分類での膜性周囲部欠損である．カラードプラにてVSD短絡血流が認められる．RA内の青色血流は三尖弁逆流（TR）様に観察されるが連続波ドプラでは3.8 m/secと血流速度は速い．これがTRと考えると圧較差は58 mmHgとなり中等度肺高血圧によりLVに変形が生じてくる．ゆえにこの所見からはVSD短絡血流がRAにも向かっているものと解釈すべきである．

解答 a

例題2

写真は心尖部四腔断面である．考えられる疾患はどれか．

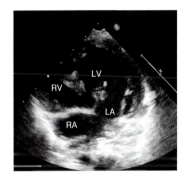

a Ebstein奇形
b 修正大血管転位
c 三尖弁閉鎖
d 不完全型房室中隔欠損
e 三心房心

解説 僧帽弁は開放しているが，三尖弁の開放は認められない．
三尖弁閉鎖はこのような断層像として観察される．

解答 c

例題3

写真は大動脈短軸断面のカラードプラ像と連続波ドプラ所見である．この症例の血圧は110 mmHg/60 mmHgである．正しいのはどれか．

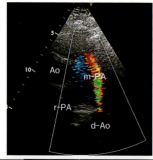

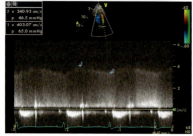

(1) 動脈管開存を認める．
(2) 右房，右室の拡大が予想される．
(3) 高度な肺高血圧が認められる．
(4) 左—右短絡が認められる．
(5) 腹部大動脈血流は病態の把握に有用である．

a (1), (2), (4)　　b (1), (4), (5)　　c (1), (2)
d (3), (4), (5)　　e すべて

解説
・PDAのカラードプラ像である．連続波ドプラ所見は連続性短絡血流となる．
・PDAでは左心系の容量負荷が認められる．
・簡易Bernoulli式より求めた収縮期圧較差は65 mmHg, 拡張末期圧較差は47 mmHgである．
・この症例での血圧は110 mmHg/60 mmHgであるので肺動脈圧は45 mmHg/13 mmHgとなり肺高血圧が推測されるが高度ではない．

解答 b

6 心機能評価

1 心機能とは

心臓は血液を全身に送り出すポンプとしての役割を果たしており，一般に心機能と言えば左室のポンプ機能を指すことが多い．左室ポンプ機能は拡張期における左室への充満の度合い（拡張能）と収縮期における左室からの駆出の度合い（収縮能）に規定される．

心エコー図検査において心機能評価は必須事項でありルーチン検査でも記録・計測可能な指標は数多く存在している．これらの各指標には留意すべき事項があるため検査施行時には依頼目的に応じて適切な指標から総合的に評価する必要がある．

ここでは左室収縮能，拡張能および右室機能を評価するために用いられる代表的な指標をピックアップし，その要点を記載する．

2 左室収縮機能評価

a 左室駆出率（LVEF）

左室容積の算出は，心尖部四腔断面像およびそれと直交する心尖部二腔断面像を用いてmodified Simpson法（ディスク総和法）がアメリカ心エコー図学会のガイドライン[1,2]で推奨されている．

測定原理は，左室をその長軸方向に対して垂直に20等分したディスクの積み重ねの総和として容積を算出する方法で，ほとんどの超音波診断装置に計測ツールが内蔵されており，心尖部四腔断面像および二腔断面像から拡張末期と収縮末期に心内膜をトレースすることで左室拡張末期容積 left ventricular end-diastolic volume（LVEDV）および収縮末期容積 left ventricular end-systolic volume（LVESV）が算出できる．左室駆出率 left ventricular ejection fraction（LVEF）は以下の式で求められる．

$$LVEF(\%) = [(LVEDV - LVESV)/LVEDV] \times 100$$

記録および計測時の注意点としては，真の心尖部をとらえ，直交する二断面を用いて左室長径を正確に計測することが必須であり，心尖部四腔断面像と二腔断面像で求めた左室長径の差が10％（ガイドライン[3]では20％）以内であれば妥当な断面設定がなされていると考えてよい．

心内膜面が不鮮明な場合や，心尖部が瘤状を呈し心内腔がセクタースキャンの表示範囲からはみ出す場合は，トレースできないため利用すべきではない．また，右室負荷などによって左室内腔が変形している場合も利用できない．

LVEFの正常値については，アメリカ心エコー図学会の旧ガイドライン[1]では55％以上とされてきたが，2015年に改訂された最新のガイドライン[2]では男性52〜72％，女性54〜74％とされており，男性41〜51％，女性41〜53％は軽度低下，性別を問わず30〜40％を中等度低下，30％未満を高度低下としている．一方，日本人におけるLVEFの正常値は，男性59〜69％，女性61〜71％と報告されている[4]．さらに日本循環器学会の「慢性心不全治療ガイドライン（2010年改訂版）」[5]では正常な収縮機能の指標としてLVEFが40〜50％をそのカットオ

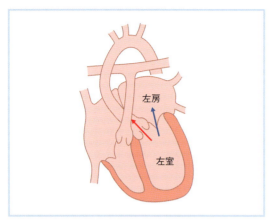

図1 ■ LVEFを評価するうえでの注意点（僧帽弁閉鎖不全症の場合）

LVEFは左室の容積変化から求める方法が一般的である．僧帽弁閉鎖不全症の場合は，収縮期に大動脈に駆出する（一回拍出量：赤矢印）だけでなく，左房に逆流する（僧帽弁逆流：青矢印）ことで左室収縮末期容積は小さくなる．したがって，LVEFは僧帽弁逆流量の分だけ過大評価していることになる．

フ値としている．

また，近年ではLVEFから心不全を分類することも一般化されており，最新のヨーロッパ心臓病学会のガイドライン[6]では，LVEFが40％未満の心不全は駆出率ejection fraction（EF）が低下している心不全heart failure with reduced EF（HFrEF），LVEFが50％以上の心不全はEFが保持されている心不全heart failure with preserved EF（HFpEF）とし，その間の範疇，すなわちLVEFが40～49％の心不全は"gray area"の心不全heart failure with mid-range EF（HFmrEF）と定義している．

LVEFに影響する因子として，前負荷，後負荷，心拍数が知られている．例えば，僧帽弁閉鎖不全症では後負荷は減少，前負荷は増大している状態と考えられ，左室からの駆出は見かけ上亢進しているためLVEFによる収縮機能評価は過大評価となる（図1）．逆に，大動脈弁狭窄症などの後負荷が増大している状態では，見かけ上のLVEFは低下する．また，頻脈（頻拍）になると拡張期が短縮するために前負荷が減少し，LVEFは低下する．

さらに，LVEFが同じであっても一回拍出量stroke volume（SV）はLVEDVによって異なる．例えば，LVEFが同じ50％で，LVEDVが160 mLの患者と80 mLの患者を想定すると，前者のSVは80 mL，後者では40 mLとなり，両者の心機能は大きく異なる．

＊用語の解説：前負荷，後負荷とは

心臓を単純なポンプと考えると，「ポンプが送り出す流量が多いとき」と「ポンプの先の抵抗が大きいとき」にポンプの負担が大きくなる．前者が前負荷，後者が後負荷に相当する．

左室にとっての前負荷は，左室が収縮する直前に心筋にかかっている負荷，すなわち心筋がどれだけ伸ばされているかということであり，左室拡張末期容積がその指標となる．

正常の心臓では前負荷の増大に応じてSVが増加するが，収縮力が低下している心臓では前負荷増大に対するSVの増加量は少なく，また前負荷があるレベルを超えるとむしろSVは減少することが知られている（Frank-Starlingの法則）．

一方，左室にとっての後負荷は，左室が収縮しているときに心筋にかかっている負荷，すなわち大動脈弁が開放し，血液を駆出する際の抵抗であり，末梢血管抵抗や左室壁応力がその指標として用いられる．後負荷が増大すると心拍出量が低下することが知られている．

ⓑ 左室内径短縮率（%FS）

ルーチン検査において左室内径は必須の計測項目であり，拡張末期と収縮末期にて計測する．左室拡張末期径left ventricular end-diastolic diameter（dimension）（LVDd），左室収縮末期径left ventricular end-systolic diameter（dimension）（LVDs）の記録および計測方法の詳細については割愛するが，左室内径短縮率left ventricular fractional shortening（%FS）は以下の式で算出される．

$$\%FS(\%) = [(LVDd - LVDs)/LVDd] \times 100$$

%FSの正常値は，アメリカ心エコー図学会の旧ガイドライン[1]では男性25～43％，女性27～45％とされており，男性20～24％，女性22～26％は軽度低下，男性15～19％，女性17～21％を中等度低下，男性14％以下，女性16％以下を高度低下としている．

左室壁運動がびまん性に低下しているような場合には簡便で利用しやすい指標であるが，左室局

図 2 ■ dP/dt の計測

a：カテーテルマノメータによる計測．
b：連続波ドプラ法を用いた僧帽弁逆流血流速波形記録からの計測．

左室最大陽性 dP/dt は心臓カテーテル法（カテーテルマノメータを使用）にて左室圧曲線の一次微分にて求められる（a）．心エコー図検査では，連続波ドプラ法を用いて僧帽弁逆流の血流速度波形から血流速度が 1 m/sec から 3 m/sec に達するまでの時間 Δt[sec] を計測する．簡易 Bernoulli 式により Δt の間に増加する左室圧は $4×3^2 − 4×1^2 = 32$ mmHg であることから，peak dP/dt は $32 ÷ Δt[sec]$ で算出することができる．

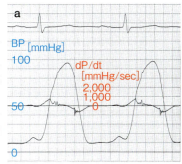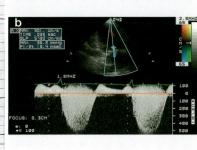

所壁運動異常を認める場合や右室負荷などのために左室内腔の形態が変形している場合には利用できない．アメリカ心エコー図学会の新しいガイドライン[2]では左室機能の指標から削除されている．また，左室内径からTeichholz法などの仮定式を用いて左室容積およびLVEFを算出することは簡便であるため歴史的に用いられてきたが，既に旧ガイドライン[1]でも推奨されていない．

ⓒ 心拍出量（CO）

左室ポンプ機能により，実際にどれだけ有効な駆出血流量があるのかを知るうえで，心拍出量 cardiac output（CO）は最もよく測定される指標である．パルスドプラ法を用い，通常は左室流出路にて記録・計測を行い，以下の式にて算出する．

CO[L/min] = 左室駆出血流速波形の時間速度積分値[cm] × 左室流出路断面積[cm^2] × 心拍数[beat/min] /1000

一般にCOの正常値は 4〜8 L/min，COを体表面積[m^2]で補正した心係数 cardiac index（CI）は 2.5〜4.0 L/min/m^2 とされている．

記録および計測時の注意点として，時間速度積分値を算出する際には，ドプラ入射角が左室駆出血流に対しなるべく平行になるように断面を設定し，サンプルボリュームは流路径の計測部位に置いたうえでドプラ波形が鮮明になるように各種条件設定を行う必要がある．一方，左室流出路断面積を算出する際は，ズーム機能などを用いて誤差要因が最も大きいと考えられる左室流出路径の計測に細心の注意をはらう必要がある．

中等度以上の大動脈弁逆流が存在する場合は，左室流出路にて算出した値では過大評価になるため，右室流出路などから算出する必要がある．

また，COは左室壁運動低下例においても種々の代償機転によって保持されていることが多く，COのみで左室収縮能の良し悪しを評価することはナンセンスである．

ⓓ peak dP/dt

peak dP/dtは左室圧曲線の一次微分で得られる等容収縮期における左室収縮最大速度，すなわち左室圧の最大上昇率であり，左室心筋の収縮性の指標として用いられる．心エコー図検査では，僧帽弁逆流を有する症例において，連続波ドプラ法を用いて僧帽弁逆流の血流速度波形から，以下の式で算出する（図2）．

peak dP/dt[mmHg/sec] = 32 mmHg ÷ Δt
　Δt：血流速度が 1 m/sec から 3 m/sec に達するまでの時間[sec]

ドプラ法による peak dP/dt の正常値は 1,200 mmHg/sec 以上とされている[7]．

peak dP/dtは等容収縮期，すなわち大動脈弁が開放する前に得られるため，後負荷の影響は受けないが前負荷には依存する指標である．また，ドプラ法による peak dP/dt の算出は収縮初期では左室圧の上昇に比較して左房圧の変化が小さく無視できることを前提としている．高度僧帽弁逆流例や急性僧帽弁逆流例のように左房圧の上昇が無視できない場合には，この前提がくずれ左室圧を反映しなくなるため，適応症例の選択に注意をは

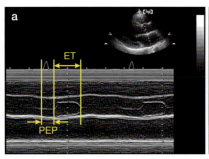
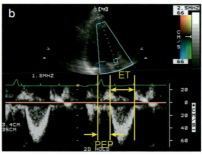

図3 ■ PEP/ETの計測
a：大動脈弁Mモード記録からの計測．
b：左室駆出血流速波形記録からの計測．
心電図QRS波の開始点から大動脈弁が開放するまでの時間であるPEPと大動脈弁の開放から閉鎖までの時間であるETを計測し，両者の比を算出する．

らう必要がある．これらの理由から異なる患者の比較には適さないが，同一患者における薬剤投与前後の評価など収縮性の経時変化を鋭敏にとらえる指標として有用である．

ⓔ PEP/ET

本指標はWeissler indexとも呼ばれ，従来は心音図・心機図から計測されており，PEP/ETの正常値は0.345±0.072と報告されている[8]．

心エコー図検査においては大動脈弁Mモード記録を用いて，心電図QRS波の開始点から大動脈弁が開放するまでの時間である前駆出期 preejection period (PEP) と大動脈弁の開放から閉鎖までの時間である左室駆出時間 ejection time (ET) を計測し，両者の比を算出する．パルスドプラ法による左室駆出血流速波形からも同様の計測が可能である（図3）．

左室収縮能低下例では，収縮期における左室圧の上昇が緩徐となり等容収縮時間が延長することを反映してPEPが延長し，ETはSVに規定され左室収縮能の低下とともに短縮する結果，PEP/ETは増大する．なお，左脚ブロックなどの伝導障害例では，正常伝導と比較して心電図QRS波の開始点から左室の機械的収縮までの時間が遅延するため，左室収縮能が低下していない場合でもPEP/ETは高値を呈することに留意が必要である．

3 左室拡張機能評価

ⓐ 左房容積（係数）[LAV(I)]

左房は僧帽弁が開放している左室の拡張期において左室拡張期圧の影響を受け，左室が硬くなりコンプライアンスが低下している状態では，左室充満を維持するために左房圧が上昇しており，代償性に左房が拡大することが知られている．したがって左房サイズは，左室拡張能を反映する指標として用いられる．

左房サイズの評価には，歴史的に左房前後径が用いられてきたが，解剖学的に左房の後方には大動脈や脊柱が存在するため前後方向への拡張は制限を受け，左房サイズを一方向の径のみで評価するには限界がある．このことから，左房容積 left atrial volume (LAV) による評価が推奨され，通常は体格の影響を補正するためにLAVを体表面積で除して求められるLAVI (LAV index) を用いる．

LAVの算出は，心尖部四腔断面像およびそれと直交する心尖部二腔断面像を用いてmodified Simpson法（ディスク総和法）で求めることが推奨されている．

記録および計測時の注意点としては，左室と左房の長径方向の軸が同じとは限らないため，左房が最も大きく描出される断面を用いて，左心耳や肺静脈の合流部を含めないようにトレースすることが重要である（図4）．

LAVIの正常値は，アメリカ心エコー図学会のガイドライン[2]では性別を問わず16〜34 mL/m^{2}とされており，34 mL/m^{2}以上が左房拡大の目安となる．一方，日本人におけるLAVIの正常値は，男性17〜31 mL/m^2，女性17〜33 mL/m^{2}と報告されている[4]．

左房拡大は左室拡張能障害のほかに，僧帽弁疾患，慢性貧血や心房細動でも認められることも知っておく必要がある．

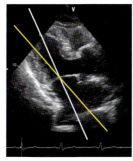
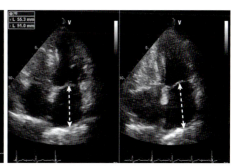

図4 ■ 左房サイズ評価時の注意点
本症例は心室中隔がS字状を呈している。左室長径方向の軸（白色実線）と左房長径方向の軸（黄色実線）が異なるため、計測の際には左房長径を過小評価しないように注意が必要である。

ⓑ 左室流入血流速波形（TMF）

左室流入血流速波形 transmitral flow velocity（TMF）では拡張早期波のピーク流速（E）、心房収縮波のピーク流速（A）とその比（E/A）および拡張早期波の減速時間（DcT）などを計測し、正常、弛緩障害、偽正常化、拘束型にパターン分類する。

さらに拘束型パターンを呈する例においては、Valsalva負荷（Valsalva maneuver）などにより前負荷（静脈還流量）を軽減させた際にE/Aの減少を認める可逆性拘束型とE/Aに有意な変化を認めない不可逆性拘束型に分けた場合、後者は左室拡張能障害の程度がより高度であり、治療抵抗性かつ予後不良とされている[9,10]（図5）。

記録時は、カラードプラガイド下にドプラビームが左室流入血流に対して平行になるように（ドプラ入射角は20°以内で角度補正は行わないように）断面設定を行い、サンプルボリュームの位置は僧帽弁が開放する直前の弁尖先端部に設定し、血流速波形の辺縁がシャープになるようにサンプルボリュームの大きさ（2〜3 mm）、ドプラゲイン、ドプラフィルター、速度レンジ（繰り返し周波数）、スイープ速度（通常は50 mm/sec程度、時相分析を行う場合は100〜150 mm/sec、呼吸性変動やValsalva負荷などの時間変化を観察する場合は25 mm/sec以下）を適宜調節する必要がある。

血流速波形パターンの評価時には、健常者でも年齢による影響を受けることや、頻脈や心房細動では一峰性となり波形パターンの判定が困難になることに加え、有意な僧帽弁疾患が存在する場合には左室拡張能を反映しなくなるなどの限界があることにも留意が必要である。

＊用語解説：Valsalva負荷とは

Valsalva負荷は、息を止めた状態で強制的に息を吐き出す努力（いきみ）を行わせて胸腔内圧を上昇させることによる心血管系の反応性をみる手技である。

Valsalva負荷を左室拡張能評価に適用するほかに、肥大型閉塞性心筋症においては、Valsalva負荷により左室流出路の圧較差は増大することや、迷走神経を刺激させることで発作性上室頻拍を停止させる簡便な治療手段として用いることもある。

＊用語解説：L波とは

左室流入血流速波形の拡張中期に左房から左室に流入する20 cm/sec以上の順行性の血流mid-diastolic waveがL波と呼ばれている（図6）。

左室肥大や肥大型心筋症などの心疾患症例に認めるL波は、左室充満圧上昇、左室弛緩障害および低心拍数（65 bpm未満）が重なって出現することが報告されている[11]。

ⓒ 肺静脈血流速波形（PVF）

肺静脈血流速波形 pulmonary venous flow velocity（PVF）では収縮期順行波のピーク流速（S：S1, S2）、拡張期順行波のピーク流速（D）とその比（S/D）および心房収縮期逆行波のピーク流速（PVA）と持続時間（PVAd）などを計測する。

記録時の注意点として、カラードプラ（流速レンジは低めに設定する）ガイド下にドプラビームが肺静脈（通常は右上肺静脈）血流に対して平行になるように断面設定を行い、サンプルボリュームの位置は左房開口部から1 cm程度肺静脈内に入った部分に設定し、サンプルボリュームの大きさ、ドプラゲイン、ドプラフィルター、速度レン

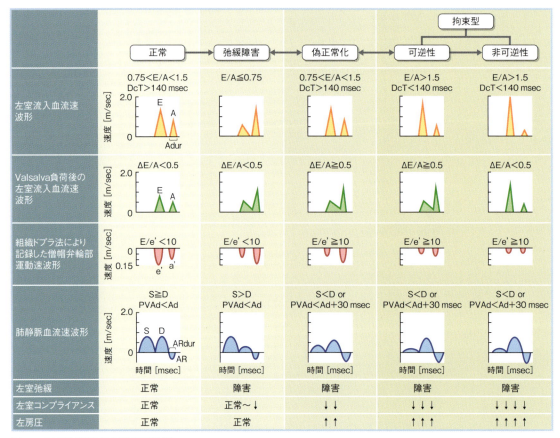

図5 ■ 左室拡張障害の重症度分類
左室拡張障害の程度は，左室流入血流速波形およびValsalva負荷による変化，拡張早期波のピーク流速（E）と拡張早期僧帽弁輪運動速度（e'）の比（E/e'），肺静脈血流速波形から総合的に評価されている．

（文献10）より引用改変）

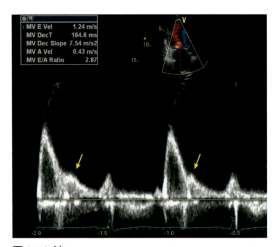

図6 ■ L波
左室流入血流速波形のE波から連続する拡張中期にL波（矢印）を認める．本例は左房拡大（前後径＝51 mm），平均E/e'＝19.3，三尖弁逆流のピーク流速速度＝3.0 m/sec であることからも高度の左室拡張障害が疑われる．

ジ，スイープ速度を適宜調節する．

血流速波形パターンがS＜DまたはPVAd＞Ad（TMFのA波持続時間）の場合に偽正常化パターンと判定するが，TMFの波形パターンを評価する際の留意点と同様に，年齢などの影響を受ける因子が存在することのほか，PVA波を明瞭に記録することが必ずしも容易ではないことなどの限界もある．

d 僧帽弁輪運動速度波形（パルス組織ドプラ法）

組織ドプラ法は，従来の血流計測に用いられるドプラ法を組織の運動速度を計測するために応用した手法である．このうちパルス組織ドプラ法 pulsed wave tissue Doppler imaging derived mitral annular velocity は，専用機や特殊なアプ

表1 ■ 左室拡張障害の重症度分類

	正常	Grade Ⅰ	Grade Ⅱ	Grade Ⅲ
左室弛緩	正常	障害	障害	障害
左房圧	正常	低値または正常	高値	高値
E/A	≧0.8	≦0.8	>0.8 to <2	>2
平均E/e′	<10	<10	10〜14	>14
最大三尖弁逆流速度 [m/sec]	<2.8	<2.8	>2.8	>2.8
左房容積係数（LAVI）	正常	正常または増加	増加	増加

最新のガイドライン[12]ではE/A，平均E/e′，三尖弁逆流血流速度，LAVIから左室拡張能障害の程度を分類することが提唱されている．

（文献12）より引用）

リケーションソフトは不要で，汎用機でも装置の条件設定を変更するだけで施行可能である．

測定部位は心尖部アプローチにて僧帽弁輪部の左室長軸方向の運動をとらえる方法が一般化されており，拡張早期僧帽弁輪運動速度（e′），心房収縮期僧帽弁輪運動速度（a′）などを計測する．

e′は心臓カテーテル検査にて侵襲的に計測した左室弛緩能の指標であるτと逆相関し，偽正常化することなく左室弛緩能の低下とともに低下することが報告されている．

さらにTMFのE波との比（E/e′）が肺動脈楔入圧や左室充満圧上昇の有無の判定や予後を予測するうえで有用とされている．

記録時の装置の条件は，超音波の送信パワーは低く，速度レンジを下げ，ドプラフィルターを低く，サンプルボリュームをやや大きめに設定することなどが挙げられる．

パルス組織ドプラ法の限界は，測定部位により運動速度が異なることや，隣接する局所の運動や心臓全体の動き（rotation, translation）に修飾されることなどが挙げられている．

特にe′は年齢とともに低下することや，僧帽弁置換術後や僧帽弁輪部石灰化などの僧帽弁輪部の運動が制限される状況下では，左室拡張能を反映しない場合があることなどにも留意が必要である．

＊用語の解説：左室拡張能とは

左室拡張期は大動脈弁の閉鎖から僧帽弁の閉鎖に至るまでの時相であり，大動脈弁が閉鎖してから僧帽弁が開放するまでの等容性弛緩期と，僧帽弁が開放してから閉鎖するまでの流入期から成り立ち，流入期はさらに急速流入期，緩徐流入期，心房収縮期に分けられる．

左室拡張能とは，左室の収縮直後から収縮前の状態に戻ろうとする能動的な左室弛緩（relaxation）と左房から左室への血液流入による受動的な左室の硬さ（stiffness）あるいは柔らかさ（compliance）に分けられる．左室拡張能を正確に評価するためには左室圧と左室容積の情報が必要となる．

アメリカ心エコー図学会の最新のガイドライン[12]ではE/A，平均E/e′，三尖弁逆流血流速度，LAVIから左室拡張能障害の程度を分類することが提唱されている（表1）．

4 右室機能評価

a 右室面積変化率（RVFAC）

右室面積変化率right ventricular fractional area change（RVFAC）は右室が最も大きく描出される心尖部四腔断面像にて右室拡張末期面積right ventricular end-diastolic area（RVEDA）および右室収縮末期面積right ventricular end-systolic area（RVESA）を計測し，以下の式で算出される（図7）．

$$RVFAC(\%) = [(RVEDA - RVESA)/RVEDA] \times 100$$

RVFACは右室収縮の長軸および短軸の両成分を反映し，MRIで求めた右室駆出率と正相関することが知られている．

RVFACの正常値は，アメリカ心エコー図学会のガイドライン[2]では35〜63％とされており，

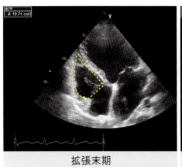 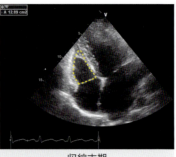

図7 ■ 右室面積変化率（RVFAC）
通常の心尖部四腔断面では右室の観察が不十分なことがあるため，右室に焦点を当てて描出する．本例での RVFAC は 39％[(19.71－12.09)/19.71)×100]と算出される．

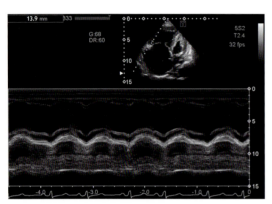

図8 ■ 三尖弁輪収縮期移動距離（TAPSE）
Mモード法のカーソルを右室自由壁側の三尖弁輪部に設定し，収縮期に三尖弁輪が心尖部方向に移動する距離を計測する．本症例では13.9 mmと計測され，右室収縮能の低下を示唆する所見と考えられる．

35％未満が右室収縮能低下の目安としている．
　一方，日本人におけるRVFACの正常値は，男性18〜70％，女性24〜68％と報告されている[4]．

❺ 三尖弁輪収縮期移動距離（TAPSE）

　三尖弁輪収縮期移動距離 tricuspid annular plane systolic excursion（TAPSE）は三尖弁輪運動 tricuspid annular motion（TAM）とも呼ばれ，心尖部四腔断面像において，Mモード法のカーソルを右室自由壁側の三尖弁輪部に設定し，収縮期に三尖弁輪が心尖部方向に移動する距離を計測する（図8）．
　TAPSEは右室駆出率と正相関し，簡便で再現性も高く，右室心内膜面の認識の良否に依存せず，右室収縮性の定量化に幾何学的な仮定を必要としないことが利点であるが，角度依存性や容量依存性があることに注意が必要である．

　TAPSEの正常値は17〜31 mmとされており，17 mm未満の場合は右室収縮機能障害を示唆するとされている[13]．

❻ 収縮期肺動脈圧の推定

　連続波ドプラ法を用いて，三尖弁逆流速度波形のピーク流速から簡易Bernoulli式により収縮期における右室―右房間圧較差を算出し，右房圧を加えることにより収縮期右室圧（≒収縮期肺動脈圧）を推定する．この際，右房圧の推定にも留意する必要があるが，下大静脈の径と呼吸性変動から右房圧を推定する方法が知られている．
　推定収縮期肺動脈圧が35〜40 mmHgであれば肺高血圧の存在を疑うが，重症の三尖弁逆流では簡易Bernoulli式が適用できない場合があることも知っておくべきである．
　三尖弁逆流による収縮期肺動脈圧の推定が困難な場合は，左室短軸断層像にて拡張早期における左室の形態変化の観察やMモード法による心室中隔動態，パルスドプラ法による右室駆出血流速波形パターンなどを参考にする．

❼ 左室拡張末期圧の推定

　理論上，左室拡張末期圧は平均左房圧，肺静脈圧〜肺動脈楔入圧とほぼ同等，肺動脈楔入圧は肺動脈拡張期圧と等しいと考えられる．
　したがって，肺動脈弁逆流速度波形から拡張末期における肺動脈―右室間圧較差を算出し，右室拡張末期圧（≒右房圧）を加えることにより左室拡張末期圧の推定が可能である（図9）．
　ただし，肺疾患などのため肺血管抵抗が上昇している場合には，本法による推定値は左室拡張末期圧を反映しないことに留意する必要がある．

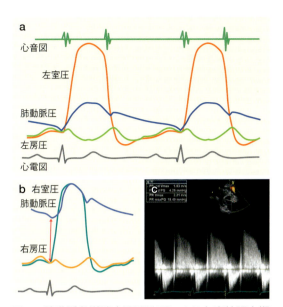

図9 ■ 肺動脈弁逆流血流速波形による左室拡張末期圧の推定

a：左室拡張末期圧，左房圧と肺動脈圧の関係．
b：肺動脈圧と右室圧，右房圧の関係．
c：連続波ドプラ法を用いた肺動脈弁逆流速波形からの計測．
左室拡張末期圧は平均左房圧，肺静脈圧〜肺動脈楔入圧とほぼ同等，肺動脈楔入圧は肺動脈拡張期圧と等しいことが前提であり（a），右室拡張末期圧は右房圧とほぼ同等である（b）ことから，肺動脈弁逆流血流速波形（c）から拡張末期における肺動脈—右室間の圧較差を算出し，推定右房圧を加えることで左室拡張末期圧が推定できる．

表2 ■ 肺高血圧の臨床分類

第1群	肺動脈性肺高血圧症
	特発性，遺伝性，薬物・毒物誘発性，各種疾患に伴うもの（結合組織疾患，エイズウイルス感染症，門脈肺高血圧，先天性心疾患，住血吸虫症）
第1'群	肺静脈閉塞性疾患および/または肺毛細血管腫症
第1"群	新生児遷延性肺高血圧症
第2群	左心性心疾患に伴う肺高血圧症
	左室収縮不全，左室拡張不全，弁膜疾患，先天性/後天性の左心流入路/流出路の閉塞および先天性心筋症，先天性/後天性の肺静脈狭窄
第3群	肺疾患および/または低酸素血症に伴う肺高血圧症
	慢性閉塞性肺疾患，間質性肺疾患，拘束性と閉塞性の混合障害を伴う他の肺疾患，睡眠呼吸障害，高所における慢性曝露，肺の発育障害
第4群	慢性血栓塞栓性肺高血圧症および他の原因による肺動脈閉塞
	慢性血栓塞栓性肺高血圧症，他の肺動脈閉塞（血管肉腫，他の血管内腫瘍，動脈炎，先天性肺動脈狭窄，寄生虫（包虫症））
第5群	詳細不明および/または多因子の機序に伴う肺高血圧症
	血液疾患（慢性溶血性貧血，骨髄増殖性疾患，脾摘出），全身性疾患（サルコイドーシス，肺ランゲルハンス細胞組織球症，リンパ管平滑筋腫，神経線維腫症），代謝性疾患（糖原病，Gaucher病，甲状腺疾患），その他（腫瘍性・血栓性微小血管障害，線維性縦隔炎，慢性腎不全，区域性肺高血圧症）

（文献14）より引用改変）

5 肺高血圧症

肺高血圧症 pulmonary hypertension（PH）は種々の原因により肺動脈圧が持続性に上昇した病態であり，右心不全および呼吸不全が順次進行する予後不良の難治性疾患として知られている．

PHの定義は，安静時に右心カテーテル検査にて実測した平均肺動脈圧が25 mmHg以上とされている．また，PHの分類としては，臨床症状，病理学的所見，血行動態，治療戦略の観点から5群に分けた臨床分類が用いられている（表2）．

心エコー図検査にて測定される安静時三尖弁逆流速度は，前述のごとく収縮期肺動脈圧の推定に用いられ，PHのスクリーニングにおいて重要な指標である．また，PHでは肺動脈圧の上昇によって右心系，すなわち右房，右室，肺動脈の拡大をきたすことが考えられる．最新のヨーロッパ心臓病学会European Society of Cardiology（ESC）とヨーロッパ呼吸器学会 European Respiratory Society（ERS）のガイドライン[14]では，PHの可能性を評価するための心エコー所見として，心室，肺動脈，下大静脈と右房の3つのカテゴリーに着目した所見が挙げられており（表3），これらの所見の有無と三尖弁逆流のピーク流速とを総合することで，PHの可能性を高，中，低の3段階に分類する指標を提唱している（表4）．

a 右室径と右室壁厚の評価

右室内腔拡大の評価は，拡張末期の心尖部四腔断面像において，右室長径方向の心基部側1/3の高さの横径や，同断面像において右室内膜面をトレースすることにより算出される右室面積が参考となる．ただし，右室は左室のような楕円体ではなく，複雑な形態を呈するため，多断面による観察が必要である．日本人における右室拡張末期径の正

表3 ■ 肺高血圧の可能性を評価するための心エコー所見

A:心室	B:肺動脈	C:下大静脈と右房
心基部における右室径／左室径>1.0	右室駆出血流速波形 　加速時間<105 msec および/あるいは収縮中期のノッチ	下大静脈径>21 mm および呼吸性変動低下 （強制吸気下で<50％または安静吸気下で<20％）
心室中隔の扁平化 左室 eccentricity index>1.1 （収縮期および/あるいは拡張期）	拡張早期肺動脈弁逆流速度>2.2 m/sec	右房面積（収縮末期）>18 cm^2
	肺動脈径>25 mm	

異なるカテゴリー（A～C）から2つ以上が当てはまる場合，肺高血圧の可能性ありと判定する．

（文献14）より引用改変）

表4 ■ 肺高血圧症を疑う有症状患者における心エコー図検査による肺高血圧の可能性

三尖弁逆流 ピーク流速	肺高血圧を示唆する他の心エコー所見	心エコー図検査による肺高血圧の可能性
≤2.8 m/sec または測定不能	なし	低い
≤2.8 m/sec または測定不能	あり	中間
2.9～3.4 m/sec	なし	中間
2.9～3.4 m/sec	あり	高い
>3.4 m/sec	不要	高い

（文献14）より引用改変）

常値は，男性31±5 mm，女性28±5 mm，右室面積（拡張末期/収縮末期）の正常値は男性（16±4/9±3）cm^2，女性（13±3/7±2）cm^2と報告されている[4]．アメリカ心エコー図学会のガイドライン[13]では右室基部（三尖弁レベル）短径>42 mm，右室中部（乳頭筋レベル）短径>35 mm，右室長径>86 mm，右室拡張末期面積>25 cm^2，右室収縮末期面積>14 cm^2を右室拡大としている．なお，右室の拡大は右室容量負荷疾患や右室収縮能低下に対する代償機序でも認められるため，右室拡大＝PHとは限らないことにも留意が必要である．

また，慢性の右室圧負荷では右室壁や右室内の肉柱に肥厚を認める．右室自由壁厚が5 mm以上あれば右室壁肥厚と判定される[13]．傍胸骨アプローチのみでは計測困難な場合もあり，肋骨弓下アプローチも有効である．

ⓑ 左室の形態変化（心室中隔の扁平化）

PHでは，右室内圧の上昇に伴って心室中隔は左室側に偏位し，左室内腔の圧排・変形・狭小化を認める．この心室中隔の偏位および左室内腔の変形は，両心室の圧較差で説明され，拡張早期における左室短軸断面像において，左室が楕円形を呈すれば軽度の肺高血圧（収縮期肺動脈圧で30～50 mmHg），半円形（D-shape）であれば中等度の肺高血圧（50～70 mmHg），三日月形であれば高度の肺高血圧（70 mmHg以上）の存在を示唆する．

ただし，これらの所見は左室内圧が正常範囲内であることが前提であり，大動脈弁狭窄症や高血圧を合併する場合など，左室内圧が亢進している症例では左室の形態変化が過小評価されることに留意する必要がある．

＊用語解説：左室eccentricity indexとは

左室内腔の形態変化を客観的・定量的に評価する指標であり，左室短軸断面像における直交する短径の比，すなわち通常の左室内径を計測する方向である心室中隔中央部と左室後側壁を結ぶ径をD1，D1と直交する左室前壁と左室下壁を結ぶ径をD2としてD2/D1の式で算出する．

左室eccentricity index>1.0の場合，右室負荷

図10 ■ 右室壁運動異常の検出

本症例では右室心尖部（白矢印）は収縮しているが，中部（黄矢印）の収縮性は低下している．この所見はMcConnell徴候といわれ，急性肺動脈血栓塞栓症に特徴的とされている．

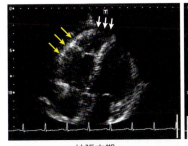
拡張末期

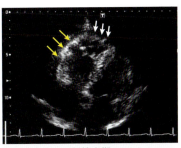
収縮末期

の存在を示唆する．

ⓒ 右室壁運動評価

右室収縮能はPHによる右室の後負荷増大のために低下することがある．

慢性の右室圧負荷の場合，右室壁運動はびまん性に低下するが，急性の圧負荷，特に急性肺動脈血栓塞栓症の典型例では，右室中部の自由壁の壁運動が低下する一方で，右室心尖部の壁運動が保持される所見（McConnell徴候[15]）が観察される（図10）．

ⓓ 平均肺動脈圧の推定

右室駆出血流速波形は，正常では収縮中期にピークを形成し左右対称の二等辺三角形のような波形パターンを呈するが，PHでは左室駆出血流速波形に類似した収縮早期にピークを形成する波形パターンに変化し，収縮中期にノッチを認める二峰性（W字型）の波形パターンを呈する場合もある．

右室駆出血流速波形の立ち上がりから最大流速に達するまでの時間である加速時間acceleration time（AcT）は平均肺動脈圧と負の相関があり，心拍数が正常範囲（60～100 bpm）の場合，平均肺動脈圧＝79 －（0.45×AcT）の式，さらにAcT＜120 msecの場合には平均肺動脈圧＝90 －（0.62×AcT）の式で推定できる[13]．

ただし，サンプルボリュームを置く位置や心機能に影響を受けやすく，サンプルボリュームが肺動脈壁に近い場合には，肺動脈圧が正常であってもAcTが短縮した波形を呈し，心機能低下例では駆出時間の延長がみられないことがあるため注意

が必要である．

また，連続波ドプラ法を用い肺動脈弁逆流速度波形から，平均肺動脈圧＝4×（肺動脈弁逆流速度波形の拡張早期最大速度）^{2}＋推定右房圧の式でも推定することができる[13]．

6 Tei Index

Tei indexは心臓の収縮能と拡張能を合わせた総合的心機能の指標であり，左室のみならず右室の評価も可能である．

Tei indexを求める方法は，パルスドプラ法を用いて心室流入血流速波形の終了点から次の心室流入血流速波形の開始点までの時間（a）と心室駆出血流速波形の開始点から終了点までの駆出時間（b）を計測する．（a－b）は等容性収縮時間isovolumic contraction time（ICT）と等容性拡張時間isovolumic relaxation time（IRT）の和であり，Tei indexは（a－b）をbで除して算出する（図11）．

ICTは左室最大陽性dP/dtと負の相関があり，心筋の収縮能を反映し，IRTは左室最大陰性dP/dtと負の相関があり，心筋の拡張能を反映する．また駆出時間（ET）はSVを反映する心機能の指標であるが，これらの時間はいずれも心拍数依存性である．ICTは収縮能低下により延長し，ETは収縮能やSVの低下で減少するため，ICT/ETは収縮能低下をより大きく反映する鋭敏な指標で心拍数非依存性と考えられる．同様に，IRT/ETは心拍数非依存性の拡張能低下を反映する鋭敏な指標と考えられる．Tei indexはICT/ETとIRT/ETの和であり，収縮能低下と拡張能低下のいずれにおいても値は増大する．

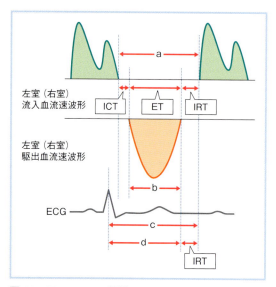

図11 ■ Tei indexの計測
パルスドプラ法を用いて心室流入血流速波形の終了点から次の心室流入血流速波形の開始点までの時間（a）と心室駆出血流速波形の開始点から終了点までの駆出時間（b）を計測する．（a−b）はICTとIRTの和であり，Tei indexは（a−b）をbで除して算出する．また心電図のR波の頂点から心室流入血流速波形の開始点までの時間（c），心電図R波の頂点から心室駆出血流速波形の終了点までの時間（d）を計測することでIRTは（c−d），ICTは（a−b）−IRTで算出することができる．

Tei indexの正常値は左室で0.39±0.05，右室で0.28±0.04と報告されている[16]．

● 文　献

1) Lang, RM et al : Recommendations for chamber quantification : a report from the American Society of Echocardiography's Guidelines and Standards Committee and the Chamber Quantification Writing Group, developed in conjunction with the European Association of Echocardiography, a branch of the European Society of Cardiology. J Am Soc Echocardiogr 18 : 1440-1463, 2005
2) Lang, RM et al : Recommendations for cardiac chamber quantification by echocardiography in adults : an update from the American Society of Echocardiography and the European Association of Cardiovascular Imaging. J Am Soc Echocardiogr 28 : 1-39, 2015
3) Schiller, NB et al : Recommendations for quantitation of the left ventricle by two-dimensional echocardiography. J Am Soc Echocardiogr 2 : 358-367, 1989
4) Daimon, M et al : Normal values of echocardiographic parameters in relation to age in a healthy Japanese population : the JAMP study. Circ J 72 : 1859-1866, 2008
5) 日本循環器学会．循環器病の診断と治療に関するガイドライン：慢性心不全治療ガイドライン（2010年改訂版）http://www.j-circ.or.jp/guideline/JCS2010_matsuzaki_h.pdf（2016年7月閲覧）
6) Ponikowski, P et al : 2016 ESC Guidelines for the diagnosis and treatment of acute and chronic heart failure. Eur Heart J 37 : 2129-2200, 2016
7) Oh, JK et al : The Echo Manual, 3rd ed, Lippincott Williams & Wilkins, Philadelphia, 59-79, 2007
8) Weissler, AM et al : Bedside technics for the evaluation of ventricular function in man. Am J cardiol 23 : 577-583, 1969
9) Nagueh, SF et al : Recommendations for the evaluation of left ventricular diastolic function by echocardiography. J Am Soc Echocardiogr 22 : 107-133, 2009
10) Redfield, MM et al : Burden of systolic and diastolic ventricular dysfunction in the community : appreciating the scope of heart failure epidemic. JAMA 289 : 194-202, 2003
11) Ha, JW et al : Triphasic mitral inflow velocity with middiastolic filling. clinical implications and associated echocardiographic findings. J Am Soc Echocardiogr 17 : 428-431, 2004
12) Nagueh, SF et al : Recommendations for the evaluation of left ventricular diastolic function by echocardiography : an update from the American Society of Echocardiography and the European Association of Cardiovascular Imaging. J Am Soc Echocardiogr 29 : 277-314, 2016
13) Rudski, LG et al : Guidelines for the echocardiographic assessment of the rignt heart in adults : a report from the American Society of Echocardiography. Endorsed by the European Association of Echocardiography, a registerd branch of the European Society of Cardiology, and the Canadian Society of Echocardiography. J Am Soc Echocardiogr 23 : 685-713, 2010
14) Galiè, N et al : 2015 ESC/ERS Guidelines for the diagnosis and treatment of pulmonary hypertension. Eur Respir J 46 : 903-975, 2015
15) McConnell, MV et al : Regional right ventricular dysfunction detected by echocardiography in acute pulmonaly embolism. Am J Cardiol 78 : 469-473, 1996
16) 木原康樹ほか：心機能指標の標準的計測法とその解説（案）．Jpn J Med Ultrasonics 32 : 364-374, 2005

〈住田善之〉

例題1

心機能評価に関して誤っているのはどれか．2つ選べ．

a 左室局所壁運動異常を認める症例では左室内径短縮率による左室収縮能評価は不適切である．
b 著明な左室拡大例ではMモード法を用いて算出した左室容積は過小評価する．
c 高度僧帽弁逆流を認める症例における左室駆出率は，Mモード法，断層法ともに過大評価する．
d 動脈管開存を伴う症例ではMモード法，断層法ともに左室駆出率は過大評価する．
e 高度肺高血圧を伴う症例における左室駆出率は，Mモード法，断層法ともに不適切である．

解説
a 正しい（左室壁が一様に収縮するという仮定が成立しない）．
b 誤り．左室形態が球状化し，長径と短径の比が1に近づくため過大評価となる．
c 正しい（収縮期に一回拍出量（前方駆出量）に加え，左房に逆流することで左室収縮末期容積はより小さくなる）．
d 誤り．動脈管開存は左室容量負荷の原因となる結果，左室が過収縮する可能性はあるが，僧帽弁逆流や心室中隔欠損のように，その存在自体が左室収縮末期容積を小さくするわけではないので過大評価ではない．
e 正しい（左室が回転楕円体もしくは左室短軸の平面が楕円形であるという仮定が成立しない）．

解答 b, d

例題2

心機能評価に関して正しいのはどれか．

a 左室流入血流速波形は加齢により拡張早期波（E）の増高と心房収縮期波（A）の減高がみられる．
b 左室流入血流速波形は重症僧帽弁逆流により拡張早期波（E）が減高する．
c 左室流入血流速波形を用いた左室拡張障害の重症度評価にValsalva負荷を用いることがある．
d 僧帽弁輪運動速波形の拡張早期波（e′）は左室拡張障害の進行とともに増高する．
e Tei indexは収縮能と拡張能を合わせた総合的心機能の指標であるため，疾患の背景を考慮する必要はない．

解説
a 誤り．E波は減高，A波は増高する．
b 誤り．E波は増高する．
c 正しい．
d 誤り．e′は減高する．
e 誤り．重症大動脈弁疾患では，心不全例でもTei indexが正常化することがあるため，Tei indexの値を解釈する際には，ほかの指標と同様に疾患背景を考慮する必要がある．

解答 c

例題3

次の弁膜症（中等症〜高度）とその病態の組み合わせで誤っているのはどれか．

a 僧帽弁狭窄 — 左室拡張期圧上昇
b 僧帽弁逆流 — 左室拡張末期径拡大
c 大動脈弁狭窄 — 左室収縮期圧上昇
d 大動脈弁逆流 — 左室拡張末期径拡大
e 三尖弁逆流 — 右室拡張末期径拡大

解説
a 誤り．僧帽弁狭窄症では拡張期における左室への流入障害が基本病態であり左房圧の上昇を認めるが，左室拡張期圧は左室心筋自体の拡張障害を伴わない限り正常である．
b 正しい．
c 正しい．
d 正しい．
e 正しい．

解答 a

例題4

次の記述で正しいのはどれか．

a 三尖弁逆流速度波形のピーク流速が2.0 m/sec以下の場合，肺高血圧症の存在は否定できる．

b 拡張早期肺動脈弁逆流速度が3.0 m/secの場合，肺高血圧症の存在を示唆する．

c 左室sphericity indexが1.1を超える場合，右室負荷の存在を示唆する．

d 右室駆出血流速波形の加速時間が120 msecを超える場合，平均肺動脈圧の上昇を疑う．

e 三尖弁輪収縮期移動距離（TAPSE）は心尖部四腔断面像において，Mモード法のカーソルを心室中隔側の三尖弁輪部に設定し，収縮期に三尖弁輪が心尖部方向に移動する距離を計測する．

解説

a 誤り．重症の三尖弁逆流では簡易Bernoulli式が適用できない場合があることや，三尖弁逆流がわずかでピーク流速がとらえきれていない可能性もあるため，左室eccentricity indexや右室駆出血流速波形，肺動脈弁逆流血流速波形などの指標から総合的に判断する必要がある．

b 正しい．

c 誤り．左室sphericity indexは左室の球状化を評価する指標で，心尖部アプローチから得られる断面像の長径と短径の比で算出する．右室負荷との関連性の報告はない．

d 誤り．右室駆出血流速度波形の加速時間と平均肺動脈圧は負の相関があることが報告されている．

e 誤り．TAPSEは心尖部四腔断面像において，Mモード法のカーソルを右室自由壁側の三尖弁輪部に設定して計測する．

解答 b

7 負荷心エコー

1 負荷心エコーとは

　負荷心エコー検査は，心臓に対して運動や薬物などを用いた負荷（ストレス）をかけることで安静時の状態から負荷中・負荷後における心臓の挙動に対してリアルタイムに撮像と記録をして評価する検査法である．また，心臓の撮像は超音波を使用していることから，非侵襲的に心筋虚血における心疾患やその重症度についても判定ができ，心筋バイアビリティなども診断することができる．

2 負荷心エコー検査の適応

　負荷心エコー検査の適応としては，虚血性心疾患の評価，弁膜疾患の管理判定，心予備能の評価，冠血流予備能などの評価が挙げられる（表1）．

a 虚血性心疾患の診断と評価

　負荷心エコーは，心臓そのものに負荷をかけ心筋の局所壁運動異常を誘発することで心筋虚血を診断する検査法である．また，壁運動異常のある心筋部位にて実際に生存心筋が評価しているかを診断する心筋バイアビリティの評価についても，この方法が用いられている．この心筋バイアビリティの判定に関しては，視覚的に収縮期壁厚がより減弱するかについて半定量的に行っているのが一般的である．近年の超音波診断装置では，負荷前（安静時）・負荷中（低負荷）・負荷中（高負荷）・負荷後（回復期）などを分割し，一画面上に表示して比較ができるようになった．なかでも，デジタル解析機能を搭載した装置の登場により，壁運動異常の定量的評価として，断層法では心筋スペックルトラッキング法，ドプラ法では局所心筋の収縮に関するストレイン法を用いた評価が可能となっている．

b 弁膜疾患の管理判定

　僧帽弁狭窄症では，運動などの負荷で左房圧の上昇を伴い，続いて肺動脈圧および右室圧の上昇が生じ，その結果，肺動脈弁逆流や三尖弁逆流が生じやすくなる．負荷時の肺動脈弁逆流や三尖弁逆流についてドプラ法を併用した心エコーで評価し，右心系の内圧が推定できれば，右心負荷の程度を定量的に知ることが可能である．大動脈弁狭窄症

表1 ■ 負荷心エコー検査の適応

- 虚血性心疾患の評価
    - 心筋虚血の診断
    - 心筋バイアビリティの診断
    - 予後の評価
- 弁膜疾患の管理判定
    - 心機能の低下した大動脈弁狭窄症の重症度評価
    - 僧帽弁狭窄症の機能評価
    - 三尖弁閉鎖不全の評価
- 心予備能の評価
    - 拡張型心筋症などの非虚血性心筋症の心収縮予備能評価と予後予測
    - 僧帽弁閉鎖不全症の心予備能評価
- 冠血流予備能の評価
    - 狭心症例など冠動脈狭窄の程度における冠動脈血流予備能の評価

負荷心エコーには，虚血性心疾患，弁膜疾患の管理判定，心筋症・僧帽弁閉鎖不全などの心予備能，そして狭心症例などの冠動脈血流予備能などが適応例となっている．

表2 ■ 負荷心エコー検査の種類

運動負荷	動的	トレッドミル 臥位エルゴメータ 坐位エルゴメータ
	静的	ハンドグリップ
薬物負荷	交換神経刺激	ドブタミン イソプロレノール
	血管拡張	ジピリダモール アデノシン ATP

負荷心エコー検査の負荷方法は，日常の生活に類似した生理的運動負荷と，薬物を用いて経静脈から投与して心臓に負荷を加える方法がある．運動負荷は，トレッドミルやエルゴメータなどを用いる動的運動負荷とハンドグリップなどを用いる静的運動負荷に分けられる．薬物負荷には，ドブタミンやジピリダモールなどの血管拡張薬を用いる方法などがある．

では，左室—大動脈弁間収縮期圧較差や大動脈弁弁口面積を求めて重症度を評価している．しかしながら，低心拍出例では，駆出時の圧力損失よって弁口が不十分な開放となり，こういった重症度を判定することができない．負荷により心収縮性を高めて心拍出量を増やすことで，本来の狭窄病変の程度について正確に判定することができる．

c 負荷心エコー検査の種類

負荷心エコーの負荷方法としては，日常生活に類似させた生理的な負荷を加える運動負荷心エコーと，薬剤を経静脈から投与して行う薬物負荷心エコーの2種類がある（表2）．

運動負荷心エコー検査は，被検者が症候限界まで運動を行っていくことで負荷を与える．生理的な負荷であるため短時間で行うことができ，被検者には比較的受け入れられやすい．ただし，最大負荷量は被検者の運動に対する意欲に大きく依存していることから，被検者自身の理解と協力が得られないと判定することができない．したがって，脳血管障害例，整形外科疾患例，遺伝性疾患（筋ジストロフィーなど）で運動機能に障害がある場合には，運動負荷を行うことができない．運動負荷心エコー検査には，動的負荷としてトレッドミル運動負荷心エコー法，臥位（坐位）エルゴメータ負荷心エコー法[1,2]，静的負荷としてハンドグリップ負荷心エコー法が挙げられる．

薬物負荷心エコー検査は，運動負荷が行えない被検者に対して施行が可能で，運動負荷のように呼吸の乱れや体動が生じないため，安静時心エコーと同様の良好な記録条件が得られる．薬物負荷心エコーは，主にドブタミン，ジピリダモール，ATP（アデノシン三リン酸）などの薬剤が使用されている．これらは，狭心症例など冠動脈狭窄の程度における冠血流予備能の評価にも応用されている．

d 負荷心エコー検査の禁忌

心エコーで負荷をかけることは，それなりのリスクがあるため，禁忌が設定されている．

運動負荷心エコー検査は，絶対禁忌と相対禁忌に分けて示されている[3]．絶対禁忌は，急性心筋梗塞発症早期（2日以内），不安定狭心症（高リスク症例），コントロール不良の不整脈，高度の狭窄性弁膜症，急性あるいは重症心不全，急性肺塞栓または肺梗塞，急性心筋炎または心膜炎，大動脈解離などの重篤な血管病変がある．また，相対禁忌としては，左冠動脈主幹部狭窄，中等度以上の狭窄性弁膜症，高度の電解質異常，重症高血圧，頻脈性または徐脈性不整脈，閉塞性肥大型心筋症などの流出路狭窄，運動負荷が行えない精神的・身体的障害，高度房室ブロックがある．

ドブタミン負荷心エコー検査の禁忌としては，急性心筋梗塞（4〜10日），不安定狭心症，左主幹部病変のある例，明らかな心不全，重症の頻拍性不整脈，重症弁狭窄，肥大型閉塞性心筋症，急性心膜・心筋炎，心内膜炎，大動脈解離，急性肺塞栓症がある．

3 運動負荷心エコー検査

a トレッドミル運動負荷心エコー法

トレッドミル運動負荷心エコー法は，トレッドミル運動負荷心電図検査に併せて負荷直前および負荷後に心エコー検査を施行する．負荷中は体動も激しく十分な撮像が困難であることと，運動中に転倒を招く可能性もあるため撮像・記録することができない．トレッドミル運動負荷検査は心筋酸素消費量の増大に最も優れた方法である．段階的にベルトの速度や傾斜をつけていくことで，より心臓に対して負荷をかけることができる．

〈利点〉
- トレッドミル装置が導入されている施設は多いこと．

〈欠点〉
- 運動中や最大負荷時での評価ができない．
- 負荷後の撮像に手間取ってしまうと増大していた血圧や心拍数が低下してしまい評価ができない．
- 運動中やベッドへの移動時などにふらついて転倒する危険性がある．
- 最大負荷時の変化の有無を目的としているため，心筋バイアビリティの評価はできない．

ⓑ 臥位エルゴメータ負荷心エコー法

臥位にてエルゴメータを脚で漕いでいくことで被検者の心臓に対して負荷をかけていく方法である（**図1**）．安静時エコーにて必要な各種断面の撮像および動画像を取り込んでから，運動を開始する．25 Wからスタートとし，さらに3分ごとに25 W増加させて負荷を増していく．ペダル回転数は，メトロノームなどを使用して60回/分の一定した回転となるようにする．

この負荷は臥位で下半身だけの運動であるため，運動中も心エコーの撮像が可能である．トレッドミル運動負荷に比べて心拍数の増加はそうないが，血圧も十分上昇するため，心筋酸素消費量の指標である心拍数収縮期血圧積［double product：心拍数 heart rate（HR）×収縮期血圧 systolic blood pressure（SBP）］は両者の間で差がないとされている．

〈利点〉
- 臥位運動中も心エコーの撮像が可能であり，最大負荷時から終了時まで一連の検査を連続して評価することができる．
- 負荷中の転倒リスクがない．

〈欠点〉
- 臥位エルゴメータ装置がそう普及していない．

ⓒ ハンドグリップ負荷心エコー法

ハンドグリップ負荷心エコー法は，筋収縮による筋交換神経反応を利用した等尺性運動負荷法（静的負荷法）である．心拍数増加よりも後負荷に伴う血圧上昇が顕著となる．

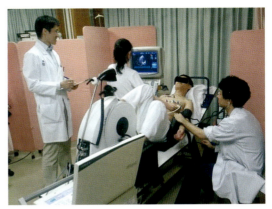

図1 ■ 臥位エルゴメータ負荷心エコー検査の風景
検査時は12誘導心電図，血圧をモニタしつつ，心エコーの撮像にあたる．次の負荷への1分前から，各種断面の撮像・保存を行い，血圧や心電図記録も行っていく．
被検者の状態が安定しており，各種中止基準を満たしていなければ，次への段階へ進めていく．

〈利点〉
- 動的負荷に比べて呼吸の乱れや体動が少ないこと，心拍数の増加がそれほどないことから，比較的安定した心エコーの撮像が可能である．

〈欠点〉
- 動的負荷に比べて心拍数の増加が望めないため，心筋酸素消費量の増大が得られにくく，心筋虚血の診断感度が低い．

4 薬物負荷心エコー検査

薬物負荷心エコー検査ではまず，薬剤を点滴する静脈路の確保が必要となる．運動負荷に比べて血圧や心拍数への影響が少ないため心筋酸素消費量増大の程度は劣る．しかしながら，運動負荷が行えない被検者に対しても施行可能で，運動負荷時の呼吸の乱れや体動が生じないため安静時心エコーと同様の良好な記録条件が得られる．

ⓐ ドブタミン負荷心エコー法

ドブタミンは交感神経系のβ_1受容体を直接作動させる．また，弱いがβ_2受容体とα_1受容体の活性化作用も持つ．主に心拍出量を上げるが，血圧自体は下げるとされている．心筋酸素消費量，そして心拍数は増加するが，DoA（ドーパミン）より少ない．末梢血管拡張作用があり，肺うっ血など

表3 ■ 負荷心エコーの中止基準

1. 目標心拍数*の到達
2. 負荷プロトコールの終了
3. 重症不整脈の出現
4. 虚血によるST低下
5. 新たな壁運動異常の出現，または壁運動異常の憎悪

*目標心拍数＝(220－年齢)×0.85

運動負荷	薬物負荷
1. 収縮期血圧の低下 2. 中枢神経系症状（失神，めまい，運動失調），灌流不良症候の出現 3. 息切れ，下肢疲労などの被検者による中止要請	1. 収縮期血圧60 mmHg以下への低下，あるいは220 mmHg以上の上昇 2. 気分不良，吐き気など被検者による中止要請

負荷心エコーは，目標心拍数の到達や負荷プロトコールの終了で中止としているが，重症不整脈や虚血性変化，壁運動異常の出現や憎悪の所見が得られた場合も中止としている．運動負荷・薬物負荷の詳細な中止基準はこの内容のとおりである．

の改善に役立つ．この作用による血圧低下はほとんど起こらない．不整脈作用は少ないと考えられている．

〈利点〉
- 安静時→負荷中→最大負荷時→負荷終了までの一連の状態について，心エコーの撮像が可能である．
- 心筋バイアビリティの評価が可能である（心拍数や血圧増大が少ない低用量時に判定）．
- 運動不能例でも施行可能である．

〈欠点〉
- 心筋酸素消費量増大の程度が運動負荷に比べて少ないため，心筋虚血の検出感度が低下する．この感度を上昇させるため，硫酸アトロピンを追加して心拍数の増大を試みることがある（ただし，硫酸アトロピン投与後は頻脈が継続することと心拍数の回復が遅延することから，検査時間の延長は避けられない）．
- 冠動脈1枝病変の心筋虚血の検出は，多枝病変に比べて感度が低い．
- 心室頻拍や心室細動などの重症不整脈を誘発する危険性がある．
- 悪心，嘔吐，息切れ，腹部痛などが起こることがある．
- 心筋収縮力増強に伴って，左室流出路狭窄を招引することで，負荷中に血圧が低下することがある．

b ジピリダモール負荷心エコー法・ATP負荷心エコー法

ジピリダモールとATPは血管拡張薬として代表的な薬剤であり，ともに冠血管拡張を誘発し負荷をかける方法である．

5 負荷心エコー検査の中止基準

心臓への負荷は，症候限界性に行うのが原則で，各種中止基準を満たしたときには速やかに負荷を中止とする．一般的には目標心拍数の到達，負荷プロトコールの終了，重症不整脈の出現，虚血によるST変化，新たな壁運動異常の出現，または壁運動異常の憎悪などがある．負荷別に挙げてみると，運動負荷では収縮期血圧の低下，中枢神経系症状や灌流不良症候の出現，息切れ，下肢疲労などの被検者による中止要請などがある．

薬物負荷では，収縮期血圧60 mmHg以下への低下あるいは220 mmHg以上の上昇や，気分不良，吐き気など被検者による中止要請が挙げられる（表3）．

6 負荷心エコー検査の実際

a 検査前の準備

検査に関わる人員としては，心エコー検査担当者，心電図記録者，血圧・心拍記録および被検者の状態を把握する医師の3名以上が望ましい．負荷心エコー検査で必要な物品や薬剤に関しては表4に示す．被検者の急変時に即時対応できるよう，除細動器の使用方法や挿管に使用する器具の名称や使用方法，薬剤名や薬効および用法などについての知識も得ておく必要がある．また，事前に被検者の情報は必ず確認をする．現症や既往歴はもちろんのこと，検査目的も把握する．最終診察以降の症状の有無に関しても再度問診を行う．狭心痛が頻回にわたってある場合は，負荷心エコー検査はできない．食後すぐの負荷はすべきでなく，最低2時間は空けての施行が望ましいと考える．

ⓑ 心電図の装着

検査衣に着替えた被検者にベッド上で臥位になってもらい，心電図電極を装着する．このとき，詳細な心電図変化を診断するため12誘導心電図となることが望ましい．この場合の12誘導心電図は四肢に電極を装着すると良好な心電図波形が得られないことから，運動負荷心電図検査で採用されている修正12誘導法［Mason-Likar（ML）誘導法］が運動負荷心エコーおよびドブタミン負荷心エコーで使用されている．ML誘導法で記録した胸部誘導の心電図波形は，標準12誘導で記録した波形と大きな差はないが，四肢誘導は一部変化するとされている．プローブを当てる場所に心電図の胸部電極がよくある．この場合，あらかじめ心電図胸部電極は一肋間下げて，心エコーの撮像に支障のないようにしておく必要がある．心電図記録者は，胸部電極の誘導名と移動部位についても明記しておく．

ⓒ 血圧計の装着

血圧は3分ごとに計測するため，自動血圧計の使用が便利である．ただし，人工透析例など上腕にシャント術を施行している例では，その部位（シャント造設部位）に血圧のカフを装着および測定してはいけない．

ⓓ 安静時および負荷時の記録

負荷心エコー検査記録を可能とする超音波診断装置は，そのアプリケーションも負荷用が設定されており，負荷前から負荷中を経て最大負荷時そして回復期に至るまでの各断面における壁運動を記録保存ができ，検査終了後より，解析を行うことができる．

壁運動異常の評価の場合，傍胸骨左室長軸断面，短軸断面の腱索・乳頭筋・心尖部と心尖部四腔断面・二腔断面・三腔断面（心尖部左室長軸断面）を記録する．傍胸骨アプローチまたは心尖部アプローチのいずれかしか観察できない場合がある．観察できるかぎりの断面で最大限の評価ができるような努力をすることが望ましい．また，弁膜症の重症度評価の際には，断層法による動画像よりもドプラ法での血流速計測が重要となってくる．

表4 ■ 負荷心エコーに必要な物品と薬剤

必須物品（急変時対応用）	・除細動器 ・酸素（中央配管からの接続が望ましい） ・挿管セット 　リザーバーバッグまたはガスポケット付きのバッグ，マスク，人工蘇生器，喉頭鏡（マッキントシュ型など），開口器，バイトブロック（マウスピース），エアウェイ，スタイレット，挿管チューブなど ・緊急時の薬剤など 　ニトロペン®，ニトログリセリンスプレー，アダラート®，エピネフリン，硫酸アトロピン，塩化カルシウム，ネオフィリン®，塩酸リドカイン，プロカインアミドなど
使用物品	・12誘導心電計 ・血圧計（自動血圧計が望ましい） ・薬物負荷用 　シリンジポンプ 　点滴台 　電解質輸液剤 250 mL（500 mL），輸液セット，三方活栓，延長チューブ，留置針，（アンギオカット™ など），ディスポシリンジ，生理的食塩水（薬物溶解用） 　負荷薬剤 　　塩酸ドブタミン　100 mg1A 　　硫酸アトロピン　100 mg1A 　　ジピリダモール　100 mg1A 　　ATP　　　　　　100 mg1A 　　アミノフィリン　100 mg1A ・運動負荷用 　汗ふき用のタオル 　検査衣，運動靴など

挿管セットなどの中には，滅菌使用のものもある．したがって，期限切れなどないように日頃から定期的なチェックが必要である．薬物は劇薬でもあることから，検査側で管理はせず，検査時に薬剤科に申し込んで使用することが望ましい．

7 負荷心エコーの方法

負荷心エコーの方法として，運動負荷では臥位エルゴメータ負荷法（図2），薬物負荷ではドブタミン負荷法（図3）の各代表的な負荷プロトコールがある．

ⓐ 臥位エルゴメータ負荷法

ⅰ）被検者の足に合った運動靴を履いてもらう（運動靴は，被検者自身の持参が望ましい）．
ⅱ）被検者を臥位とし，身長に合わせてペダルの位置を調整する．
ⅲ）両足をペダルに載せた状態で負荷前の心電図と血圧を計測する．
ⅳ）負荷開始では，被検者にペダルを漕がせる．

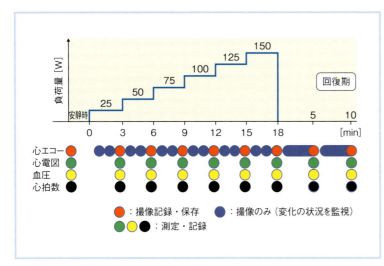

図2 ■ 運動負荷心エコーのプロトコール

安静時において心エコー・心電図（心拍数を含め）・血圧を記録する．25 W から開始し，1秒1回の一定回転で3分間漕いでいく．続いて50 W 以降も同様に3分間ずつ行っていき，目標心拍数またはほかの中止基準を満たしたときに運動の終点とする．次の負荷の1分前より心エコーの撮像および記録保存を行い，同時に心電図と血圧の測定も行う．また，心拍数に関しては負荷変更直前を採用する．

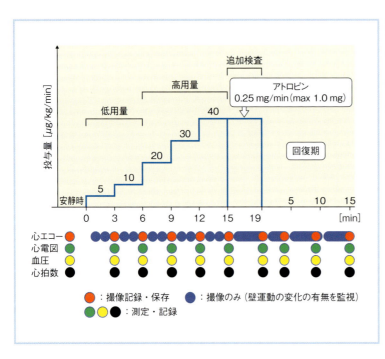

図3 ■ ドブタミン負荷心エコーのプロトコール

安静時において心エコー・心電図（心拍数を含め）・血圧を記録する．5 γ（μg/kg/min）から開始し，3分間持続投与，10 γ（3分間）までを低用量（low dose）として心筋バイアビリティの評価が可能である．その後，中止基準までは負荷を続けていくが，最大投与量となっても目標心拍数に達していない場合は硫酸アトロピンを投与して心拍数を上昇させる方法がある．このとき使用する硫酸アトロピンは 0.25 mg/min を最大1 mg まで投与する．

負荷中は評価対象断面を描出していき，可能なかぎり連続して観察をする．3分ごとに心電図と血圧を測定する．当施設の方法としては，ほとんどの例で3分ごとに負荷を上げていくプロトコールのため，負荷を増加して2分後からエコー記録を行い，2分40秒で心電図記録を行って，それぞれで有意な変化がなければ，3分経過後に次のステップに上げていき，同様の手順を行うとしている．ただし，有所見および中止する場合は，医師の指示のもとに，迅速な中止が行えるよう注意をはらう必要がある．最大負荷までの間は段階ごとに評価対象断面の撮像および記録・保存を行う．症候限界あるいは中止基準に達した場合

は検査を中止する．併せて最大負荷時の各断面の撮像・記録・保存を速やかに行う．

ⅴ）負荷終了時は被検者の足をペダルから下ろし，負荷直後も心エコーの撮像を連続的に行い，心電図，血圧をそれぞれ記録する．検査終了直前の評価対象画像を最後に保存する．

ⓑ ドブタミン負荷心エコー法

ⅰ）負荷開始直前は，各断面を撮像し，それぞれの動画保存を行う．

ⅱ）負荷開始時に3分ごとに心電図と血圧を測定記録する．

ⅲ）5 μg/kg/minからスタートし，10 μg/kg/minまでの低用量（low dose）負荷で，各断面を撮像し，それぞれの動画保存を行い，心筋バイアビリティの評価を行うことができる．安静時に壁運動異常のない場合は，さらに高用量（high dose）の20 μg/kg/min，30 μg/kg/min，最大投与量である40 μg/kg/minまで上げていくが，心拍数の増加が不十分な場合は，硫酸アトロピンを静注・追加して心拍数を増加させる方法がある．硫酸アトロピンは，0.25 mg/minの速度で静注し，最大1.0 mgまで投与する．各投与量（dose）の後半に各断面の撮像をし，それぞれの動画保存を行う．

ⅳ）負荷終了時は，負荷直後も心エコーの撮像および記録・保存を行う．心電図，血圧，心エコー画像が安静時レベルまで戻ることを確認してから検査を終了する．硫酸アトロピンを投与した場合は，その薬効から脈拍が正常化するのに15分以上かかることがある．外来からの被検者の場合，検査後は十分に休息をとり，副作用の残存がないことを必ず確認してから終了する．

ⓒ その他の薬物負荷法

● ジピリダモール負荷

0.14 mg/kg/minで持続投与をしつつ，その後は，総量0.56 mg/kgを4分間かけて静注し，その後，エコーにて観察・記録をする．続いてもう一度，総量0.28 mg/kgを2分間で静注し，続いてエコーで観察・記録する．静注時に中止基準に達した場合は，ただちに中止する．3分ごとに血圧およ

表5 ■ 各種負荷法の冠動脈疾患診断精度

負荷法	感度（%）	特異度（%）
運動負荷心電図	55～80	70～90
負荷心筋シンチグラム	80～95	70～95
運動負荷心エコー図	70～95	75～95
ドブタミン負荷心エコー図	75～90	75～95
ジピリダモール負荷心エコー図	45～80	80～95

（小柳左門：負荷心エコー図法の原理と種類．高野照夫ほか（編），負荷心エコー図法，中山書店，1997 より引用）

び心電図を記録する．

● ATP負荷

負荷開始にATPを0.14または0.15 mg/kg/minの速度にて4分間点滴静注する．

ATPは薬効半減期が極めて短いことから，その効果は速やかに消失するため，迅速に撮像する必要がある．薬効による自覚症状は個人差があり，無症状から胸部や顔面の軽い火照りや呼吸がややつらくなるなどさまざまであるが，点滴終了後これらの症状は速やかに消失する．心電図，血圧，各種症状，心エコー画像が安静時の状態に戻ったことを確認して検査を終了する．この方法は冠動脈血流検査でよく使用されており，冠動脈狭窄例や冠動脈微小循環障害例では冠血流予備能が低下するという報告がある．冠血流予備能は，ATP負荷などで最大充血時の拡張期血流速度を負荷前の安静時拡張期血流速度で除した値で示され，有意狭窄例では，2.0を下回る．

8 目的別評価

ⓐ 左室局所壁運動異常の評価

左室局所壁運動を安静時，負荷中から負荷後にかけて記録し，新たな壁運動異常の出現や既存壁運動異常の憎悪から心筋虚血を診断する．各負荷検査における心筋虚血の感度と特異度について表5に示す[4]．

＊心筋セグメントでの評価

左室局所壁運動は，左室局所収縮期における壁厚増加の低下を視覚的に半定量する評価法があ

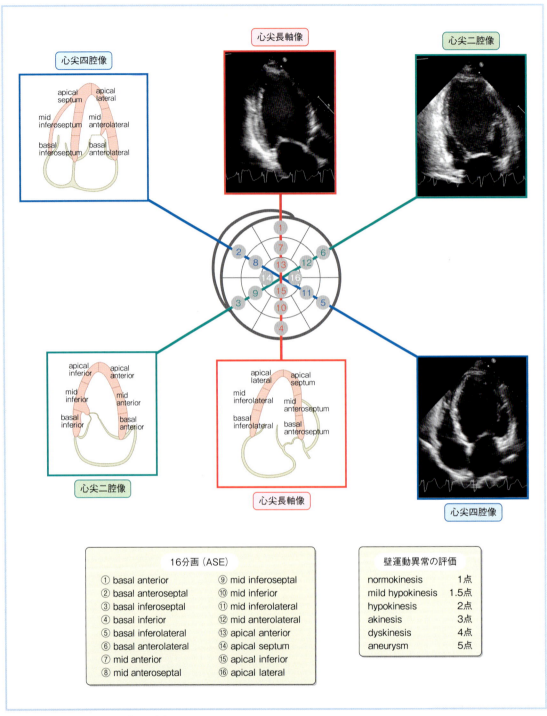

図4 ■ 左室局所壁運動異常の評価
ASE, EAC が提唱している16分画モデルを例に挙げてみる．各部位を集約して一つの図としてまとめたbull's eye 表示により，局所心筋部位が客観的に理解できるようになっている．また，左室局所壁運動は，左室局所収縮期における壁厚増加の低下を視覚的に半定量する評価法として，収縮期の壁厚増加の程度によって，normokinesis 1点, mild hypokinesis 1.5点, hypokinesis 2点, akinesis 3点, dyskinesis 4点, aneurysm 5点としたスコア化が提唱されている．

ASE：American Society of Echocardiography, EAC：European Association of Cardiovascular Imaging.

（文献5）より引用改変）

表6 ■ ドブタミン負荷心エコー法の壁運動変化による心筋虚血の診断

負荷前の壁運動 (安静時)	負荷中の壁運動		診断
	低用量 (low dose)	高用量 (high dose)	
正常	正常あるいは過収縮	過収縮	正常
	正常あるいは悪化	悪化あるいは相対的な悪化	虚血あり
異常あり	改善	悪化	生存心筋
無収縮	悪化あるいは改善なし	−	心筋壊死
	改善	悪化	生存心筋

る．収縮期の壁厚増加の程度によって，正常normal（normokinesis）1点，軽度低収縮mild hypokinesis 1.5点，低収縮 hypokinesis 2点，無収縮 akinesis 3点，奇異性収縮 dyskinesis 4点，瘤状 aneurysm 5点としてスコア化し，左室心筋の各領域の壁運動をアメリカ心エコー図学会が提唱している16分画モデル（図4）[5]や17分画に基づいて評価することが多い．16分画モデルの総合計で評価する壁運動係数 wall motion score index (WMSI) を用いることで，経過観察や予後の判定が可能である．

ⓑ 心筋バイアビリティの診断

心筋バイアビリティの診断にはドブタミン負荷心エコー法が最も多く用いられ，有用性が高いことが知られている．ドブタミン低用量時（5〜10 μg/kg/min）に，左室局所壁運動異常が一過性に改善する場合に，心筋バイアビリティがあると診断することができる．一度改善した同部位の壁運動がドブタミン高用量負荷で再び憎悪する二相性変化が生じる場合は，高度冠動脈狭窄の存在が疑われる．このような二相性変化を示す領域の壁運動異常は，血行再建術後に高率に改善すると報告されている．ドブタミン負荷心エコー法における生存心筋，心筋虚血，心筋壊死の判定法を示す．

*心筋バイアビリティについて理解しよう！

心筋バイアビリティ（viability：生存能）とは，臨床的には「血行再建術によって左室壁運動低下が改善すること」と定義されている．壁運動が低下した部分における病態メカニズムは，急性虚血の状態から解除後の機能不全である myocardial stunning（気絶心筋）と，慢性虚血による myocardial hibernation（冬眠心筋）という概念で説明さ

れている．臨床的に心筋バイアビリティはさまざまな方法での評価が試みられ，虚血性心不全をはじめとした慢性冠動脈疾患における治療戦略の決定に際して重要な情報となっている．急性心筋虚血により心機能障害が起こるが，それは再灌流した数時間持続した後に完全に回復することがある．その現象が stunning と呼ばれている．stunning が生じる条件は単一なものではないが，単なる心筋の虚血のみから生じる現象ではなく，虚血−再灌流障害と密接な関係を持つ．

hibernation は，臨床観察から発見された現象で，冠動脈バイパス術前にみられた慢性的な心機能障害が，しばしば術後に回復したことから名付けられたものである．冠血流の低下が心筋収縮能そのものを低下させる現象といえる．また，バイアビリティ評価を行い診療することで死亡率を減らせるという報告もある[6]．

心筋バイアビリティを心エコーで評価するには，ドブタミン負荷心エコー法を行う．ドブタミン負荷心エコーでは収縮予備能の評価が可能となる．その理由としては，核医学検査（SPECT，PET）に比べて比較的安価であることや被曝がないことが挙げられる．ドブタミン10γ（μg/kg/min）までの低用量負荷で，壁運動障害のある心筋において収縮が亢進するときは viable（生存）と判断できる．さらに40γまでの高用量負荷を行った際に収縮が低下する二相性の変化を示すような例は心筋虚血の存在を示し，血行再建術の心機能回復と非常によく相関する（表6）．心筋壁厚が6 mm未満である，いわゆる瘢痕（scar）の状態のときは，このような反応はほとんどみられず，心筋バイアビリティはないと考えられる[7]．ドブタミン負荷心エコーによる各種虚血性変化を bull's eye

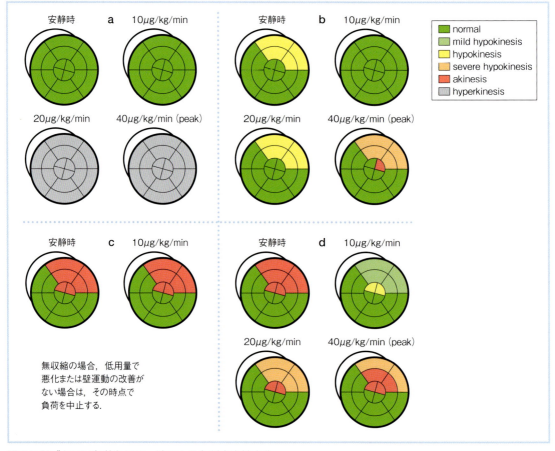

図5 ■ ドブタミン負荷心エコー法による各種虚血性変化
a：安静から低用量での壁運動は正常であったが，20μg/kg/min以上の高用量負荷で壁運動異常が出現する虚血性変化を示す．
b：安静時に認められた壁運動異常が，低用量（10μg/kg/min）でいったん消失し，その後の高用量負荷で再度壁運動異常が出現している．
　このように低用量負荷で壁運動の改善がみられる場合はその部分は生存心筋いわゆる心筋バイアビリティがある．
c：安静時より無収縮であり，負荷をかけても変化のない場合は心筋壊死の状態であると判断される．
d：安静時から壁運動は認めないが，低用量（10μg/kg/min）で，改善傾向にあり，その後の高用量負荷で再度壁運動異常が出現している．
　これもbと同様にその部分は生存心筋いわゆる心筋バイアビリティがあると考えられる．

で示す（図5）．最近，このドブタミン負荷心エコーに経胸壁ドプラ法による冠血流予備能検査を組み合わせることにより，予後予測の観点からみて精度の向上が認められるという報告もある．

c 相対的壁運動低下

負荷心エコー検査では，正常心筋では壁運動亢進が生じるのが正常の反応である．相対的壁運動低下とは，負荷による壁運動亢進がなく，また壁運動低下も明らかでない場合をいう．相対的壁運動低下部位では，心筋乳酸産出が生じ始めており，心筋虚血の初期段階と考えられている．

d 弁膜疾患の重症度評価

僧帽弁膜症

日本循環器学会の「循環器超音波検査の適応と判読ガイドライン（2010年改訂版）」[8]では，僧帽弁における弁狭窄の程度は軽度（僧帽弁弁口面積が$1.5 cm^2$以上）であるが症状を有する例では，その症状が僧帽弁狭窄によるものかを明らかにするために，運動負荷心エコー法やドブタミン負荷心エコー法が推奨されている．負荷検査により肺高血圧が誘発されたり，左房―左室間圧較差が15 mmHg以上に増大した場合は侵襲的治療が考

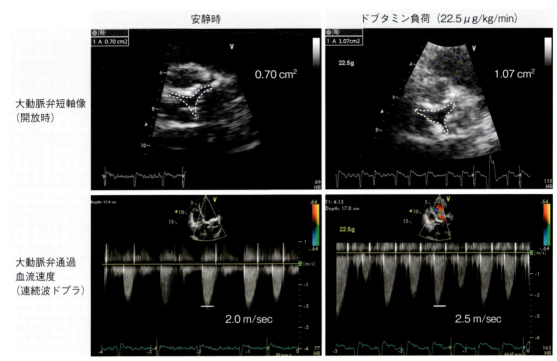

図6 ■ ドブタミン負荷心エコーによる左心機能が低下した大動脈弁狭窄症の評価
安静時における大動脈弁短軸の開放では、プラニメトリ法（断層法計測）の大動脈弁弁口面積は 0.70 cm^2（左上）で、大動脈弁通過血流速度は 2.0 m/sec（左下）、連続の式から求めた大動脈弁弁口面積は 0.72 cm^2 であった。ドブタミン負荷 22.5 μg/kg/min で大動脈弁短軸最大開放を認め、プラニメトリ法（断層法）での大動脈弁弁口面積は 1.07 cm^2（右上）と安静時よりもやや開大かつ大動脈弁通過血流速度は 2.5 m/sec（左下）と増加、連続の式から求めた大動脈弁弁口面積は 1.12 cm^2 となった。

慮される．また，僧帽弁閉鎖不全症の場合は，左室機能が保持されている慢性の高度僧帽弁逆流患者で，心房細動が新たに出現した，あるいは，肺高血圧（安静時＞50 mmHg または運動負荷時＞60 mmHg）を伴う無症候性の患者に対しては手術が推奨されている[8]．

● 大動脈弁狭窄症の重症度評価

狭窄弁口を通過する血流はドプラ法で容易に計測が可能で，左室―大動脈間収縮期圧較差や，連続の式から計算した大動脈弁弁口面積の狭窄の度合いから，大動脈弁狭窄の重症度を評価することができる．無症候性の大動脈弁狭窄症では良い適応である．

運動負荷やドブタミン負荷によって心拍出量を増加させると，左心機能が保持された軽症の大動脈弁狭窄症の場合，左室―大動脈収縮期圧較差は著明な増加をするが弁口面積自体は増加しない．

一方，左心機能が低下した大動脈弁狭窄症では，運動負荷やドブタミン負荷を用い左心機能が改善し，左室―大動脈収縮期圧較差が増大して弁口面積が不変であれば重症の大動脈弁狭窄であり，左室収縮予備能は保たれていると診断ができる．また，同様の左室機能が低下した大動脈弁狭窄症例で，左心機能が改善し弁口面積が大きくなり，左室―大動脈収縮期圧較差が増大しない場合は，軽症〜中等度の大動脈弁狭窄と診断ができる（図6）．また心機能の改善がなく，左室―大動脈収縮期圧較差の増大が認められない場合，狭窄の重症度の判定はできない．

9 負荷心エコー検査に必要とされる知識と技術

壁運動異常の評価を目的として行う負荷心エコー検査では，負荷中から負荷後にかけて多断面

を撮像し，それら壁運動を短時間で観察・記録する必要がある．さらには，運動負荷中に過呼吸や頻脈などで撮像そのものが不利な条件となるため，検者は通常の心エコー検査（安静時）にて適切かつ迅速な撮像が行える検査技術に習熟した者で行うことが必須条件である．

2011年まで負荷心エコー法は，診療報酬としては負荷を行っていても付加加算はなかった．2012年の診療報酬改定にあたり，負荷心エコー法は診療報酬の対応となった．検者自らが行っている各種検査法は自施設にてどのくらい経営面で貢献しているかについても，超音波検査に携わる者として再認識しておくべきである．

● 文 献
1) Badruddin, SM et al : Supine bicycle versus post-treadmill exercise echocardiography in the detection of myocardial ischemia : a randomized single-blind crossover trial. J Am Coll Cardiol 33 : 1485-1490, 1999
2) Peteiro, J et al : Head-to-head comparison of peak supine bicycle exercise echocardiography and treadmill exercise echocardiography at peak and at post-exercise for the detection of coronary artery disease. J Am Soc Echocardiogr 25 : 319-326, 2012
3) 日本循環器学会．循環器病の診断と治療に関するガイドライン：冠動脈病変の非侵襲的診断法に関するガイドライン. Circ J 73（Suppl Ⅲ），2009
4) 日本循環器学会．循環器病の診断と治療に関するガイドライン：慢性虚血性心疾患の診断と病態把握のための検査法の選択基準に関するガイドライン（2010年改訂版）http://www.j-circ.or.jp/guideline/pdf/JCS2010_yamagishi_h.pdf（2016年9月閲覧）
5) Lang, RM et al : Recommendations for cardiac chamber quantification by echocardiography in adults : an update from the American Society of Echocardiography and the European Association of Cardiovascular Imaging. J Am Soc Echocardiogr 28 : 1-39, 2015
6) Allman, KC et al : Myocardial viability testing and impact of revascularization on prognosis in patients with coronary artery disease and left ventricular dysfunction : a meta-analysis. J Am Coll Cardiol 39 : 1151-1158, 2002
7) Cornel, JH et al : Biphasic response to dobutamine predicts improvement of global left ventricular function after surgical revascularization in patients with stable coronary artery disease : implications of time course of recovery on dignostic accuracy. J Am Coll Cardiol 31 : 1002-1010, 1998
8) 日本循環器学会．循環器病の診断と治療に関するガイドライン：循環器超音波検査の適応と判読ガイドライン（2010年改訂版）http://www.jcirc.or.jp/guideline/pdf/JCS2010yoshida.h.pdf（2016年9月閲覧）

〈橋本修治〉

例題1

運動負荷心エコー検査の絶対禁忌として正しいのはどれか.

a 2週間前に発症した心筋梗塞
b 安定狭心症
c 症候性高度の大動脈弁狭窄症
d 非閉塞性肥大型心筋症
e 慢性肺塞栓

解説 心筋梗塞発症後2日以内はその病態の不安定性から絶対禁忌とされている. よって, 2週間たっていれば, 禁忌ではなくなる. そのほか, 絶対禁忌の症例を挙げてみると, 不安定狭心症, 活動性心内膜炎, 非代償性症候性心不全, 高度の狭窄性弁膜症, 急性肺塞栓または急性肺梗塞, 急性心筋炎, 急性心膜炎, 運動により悪化する可能性のある非心臓障害(感染, 腎不全, 甲状腺中毒症など)がある.

解答 c

例題2

図は左室壁運動を評価した際に局所壁運動異常を示すbull's-eyeである. このときの壁運動係数(WMSI)はいくつか. ただし, 各壁運動の状態における評価点数は, normal:1点, hypokinesis:2点, akinesis:3点とする.

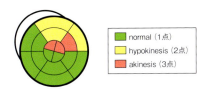

a 0.38
b 0.51
c 1.56
d 1.94
e 2.67

解説 壁運動係数は, wall motion score index (WMSI)と称し, 総ポイント数(加算値)を対象分画で除した値となる. 図の総ポイント数は, 3+3+3+2+2+2+1+1+1+1+1+1+1+1+1+1=25となる. これを16分画の16で除すことになるので, WMSIは25÷16を計算すると1.56になる. 健常例は1.0であるが, この値が高いほど壁運動異常が高度ということになる.

解答 c

例題3

心筋バイアビリティの評価法について正しいものはどれか.

a トレッドミル運動負荷心エコー検査で評価できる.
b 高用量ドブタミン(40 μg/kg/min)で評価できる.
c 壁運動異常のある心筋部位の生存心筋に対して評価ができる.
d 判定困難な場合は硫酸アトロピンを追加すると評価ができる.
e 負荷中の血圧増大時に評価ができる.

解説 心筋バイアビリティは, 主に薬物負荷(ドブタミン負荷)心エコー法で評価している. トレッドミル運動負荷心エコー検査では, 運動中の撮像ができないため, 心筋バイアビリティの評価には向かない. また, バイアビリティの評価はドブタミン10γ(μg/kg/min)までの低用量負荷で行っている. 壁運動異常のある心筋部位の生存心筋に対して評価ができる. ドブタミン負荷で高用量40γ(μg/kg/min)の状態で, 目標心拍数に達しておらず, 心電図変化や自覚症状がない場合には, 硫酸アトロピンを使用してさらに心拍数増加を試みて, 心筋虚血の診断している. 血圧の上昇は負荷効果の一つであるが, バイアビリティの存在を決定するものではない.

解答 c

例題4

狭心症を疑う70歳台男性．ドブタミン負荷心エコーを施行した際の各負荷時における壁運動評価をbull's eyeで示す．この例での所見として正しい組み合わせはどれか．

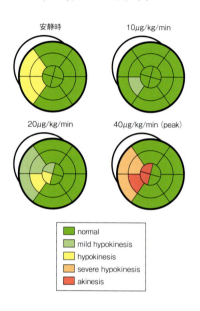

a 下壁領域の虚血性変化 ― 心筋バイアビリティ（＋）
b 前壁領域の虚血性変化 ― 心筋バイアビリティ（－）
c 側壁領域の虚血性変化 ― 心筋バイアビリティ（＋）
d 下壁領域の虚血性変化 ― 心筋バイアビリティ（－）
e 前壁領域の虚血性変化 ― 心筋バイアビリティ（＋）

解説 bull's eye表示で虚血性変化が示されている部位は，右室の位置を参考にしてみると下壁領域であることがわかる．あとは心筋バイアビリティの存在の有無であるが，安静時に認められた下壁領域の壁運動異常が10 μg/kg/minでほぼ消失している．つまり低用量負荷で壁運動が改善したことを示しており，これは下壁領域に心筋バイアビリティ（生存心筋）があると評価できる．ただし，その後の高用量負荷（20 μg/kg/min→40 μg/kg/min）で当初の下壁領域にあった壁運動異常がさらに増悪（一部はakinesis）へと転じたことより，右冠動脈の高度狭窄による心筋虚血を疑われる所見であることも併せて理解していただきたい．

解答 a

例題5

負荷心エコー法の診療報酬点数として正しいものはどれか．

a 500点
b 880点
c 1,000点
d 1,500点
e 1,680点

解説 2011年まで負荷心エコーは独立した加算対象検査という位置づけではなく，診療報酬としては負荷を行っていても加算されることはなかった．よって，当時は負荷心エコーを実際に行っても心エコー検査（880点）のみであったが，2012年の診療報酬改定にあたり，負荷心エコー法は1,680点となった．これまでの多くの研究者による努力の甲斐があって，日本でもようやく負荷心エコーの価値が認められたものと思われる．しかしながら，いまだに国内では，負荷心筋シンチグラムほど負荷心エコーが施行されていないのも事実である．ちなみにほかの心エコー関連における診療報酬点数が，Mモード法500点，胎児心エコー法1,000点，経食道心エコー法1,500点となっている．検者自らが行っている検査法はどのくらい自施設における収益に貢献しているかについても超音波検査士として再認識しておくべきである．

解答 e

8 経食道心エコー

1 経食道心エコー法とは

経食道心エコー法とは，上部消化管内視鏡検査（一般名称：胃カメラ）と同様に，先端に振動子がある管状のプローブ（探触子）（図1）を口から挿入し，食道や胃から心臓を描出し，観察する方法である．

2 検査の適応と禁忌

日本循環器学会の「循環器超音波検査の適応と判読ガイドライン（2010年改訂版）」[1)]では，経食道心エコー法の適応を表1のように定めている．すなわち，解剖的に背部に近い位置にある左房や僧帽弁，下行大動脈などは，経胸壁心エコー法では，肋骨や肺組織などの影響を受けやすいのに対し，食道から見ると近距離にあるため，経食道心エコー法では解像度の高い良好な画像が得られる．よって，経胸壁心エコー法よりも詳細な観察が可能となり，表1の各疾患の診断に有用な情報が得られる．特に，感染性心内膜炎が疑われる例や人工弁の症例では，診断だけでなく，外科的治療の適応を考えるうえでも，経食道心エコー法による観察は必須となる．一方，食道静脈瘤や潰瘍，食道狭窄などの食道疾患がある患者は，経食道心エコーは禁忌となる．そこでこれらの病態がないことを確認するために，検査の前に造影剤による食道形態の確認が推奨されている．

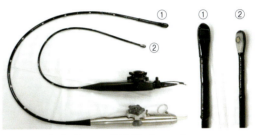

図1 ■ マルチプレーン経食道プローブ
① 3D対応マルチプレーン経食道プローブ：シャフトの太さは10 mm，先端は15×10 mm．
② 手動のマルチプレーン経食道プローブ：シャフトの太さは5 mm，先端は10×5 mm．

表1 ■ 経食道心エコー法（TEE）の適応

Class I
以下のような場合で，TTEでは十分な情報が得られないとき
1）塞栓源検索（左房，左心耳，右心耳，卵円孔開存，心房中隔欠損など）
2）弁膜疾患（自己弁および人工弁）
3）感染性心内膜炎の疑われるとき
4）心房細動の除細動前の検査（特に左房，左心耳内の血栓検索）
5）胸部大動脈の評価（大動脈解離，大動脈瘤，大動脈硬化）
6）先天性心疾患（特にASDの病型など）
7）心臓腫瘍（大きさ，付着部位など）
8）心血管手術時のモニター（弁形成術あるいは弁置換術の評価，心機能，壁運動，大動脈内ステント内挿術など）
9）非心血管手術時やICUでのモニター（心機能，壁運動など）
10）ICUなどで重症患者の心臓の形態・機能情報を得ることで治療方針変更などにかかわる追加情報を得ることが期待できるとき
Class IIa
1．大動脈解離の治療後経過観察

「日本循環器学会．循環器病の診断と治療に関するガイドライン：循環器超音波検査の適応と判読ガイドライン（2010年改訂版）http://www.j-circ.or.jp/guideline/pdf/JCS2010yoshida.h.pdf（2016年9月閲覧）」

3 検査の流れ

経食道心エコー法は，患者の口からプローブを挿入する侵襲的な検査のため，検査前の準備や検査中の患者監視，検査後のプローブの消毒が必要となる．超音波検査士は，検査の流れとともに，各場面でのチェック事項をよく理解しておく必要がある．

ⓐ 検査前

- プローブを口から体内に挿入するため，プローブに損傷などの異常がないか確認する．
- 感染予防のために，使い捨てのプローブカバーを使用することが望ましい．
- 被検者は検査前4時間以上の絶飲食とする．
- ゴムや咽頭局所麻酔に用いるキシロカイン®にアレルギーがないか，被検者に確認する．
- 検査前に，血圧，脈拍，経皮的酸素飽和度などのバイタルサインを計測し，記録する．

ⓑ 検　査

- プローブを挿入する前に，嚥下反射を減弱させるために，医師がキシロカイン®を用いた咽頭局所麻酔を行う．その際キシロカイン®によるアナフィラキシーショックの発現に注意しながら，患者を監視する．
- プローブの挿入時の苦痛を和らげる目的で，鎮静薬を使用する場合がある．その場合は，静脈ラインの確保と，呼吸抑制がみられた場合に備えて酸素投与がすぐに行えるように準備を整えておく必要がある．また鎮静薬を使用した後の患者のバイタルサインの変動にも注意する．
- 経食道心エコープローブには，カメラは装着されていないため，医師は挿入部の位置を目で確かめることはできない．このため，プローブの挿入は患者の飲み込む動作を利用して，食道へとプローブを進めることが多い．そこで技師は挿入時の患者の姿勢を，医師の指示で調整したり，患者が飲み込むタイミングの声掛けなどの補助を行い，挿入に伴う患者の苦痛緩和，迅速な検査進行に努める．
- プローブの挿入後は，技師は画質の調整や画像の構築などの機器の操作，記録を主に行うが，医師の指示により定期的な脈拍，血圧，経皮的酸素飽和度などバイタルサインのチェックも行う．

ⓒ 検査後

- プローブを抜去した後は，患者に口腔内の唾液を排泄させ，誤飲がないように注意する．
- 検査後のバイタルサインを確認する．鎮静剤を用いた場合は，覚醒を確認し，十分な覚醒が得られない場合（縮瞳などがある場合）は，薬剤投与による覚醒を検討する．
- プローブはグルタラールやフタラールなど高水準の消毒薬を用いて十分に洗浄し，交差感染の予防に努める．

> **試験対策**
>
> 患者安全対策に関する問題として，侵襲的な検査法である経食道心エコー法における，検査の禁忌や検査時の注意点に関しての知識を問われる可能性がある．経食道心エコー法の検査の流れに関連して，各注意点をよく理解しておくようにしよう．

4 プローブ

ⓐ 種　類

シングルプレーン，バイプレーンプローブは細いため，乳幼児でも検査可能だが，観察できる視野が狭い．一方マルチプレーンプローブは，先端の振動子が180°回転することにより，広い視野を得ることができるため，成人例ではほとんどがマルチプレーンプローブで検査が行われている．また，最近ではマルチプレーンプローブで3D画像を得ることができる3D対応プローブが広く普及している（図1）．

ⓑ 検査時のプローブの動き（図2）

マルチプレーンプローブの先端の振動子は180°回転し，超音波ビームの角度を任意に，プローブもしくは装置側で調整することができる．また，

食道は左房の後ろにあるため，心房中隔を経て右房や右室を観察する場合や正中より右側を走行する上行大動脈を観察する場合には，プローブの先端が右側を向くようにねじって時計回転させる操作を行い，超音波ビームの方向を調整する．逆に左心耳や左肺静脈など左房の左側の部位を詳細に観察する場合は，プローブの先端が左を向くようにねじって反時計回転させる．また，胃から心臓を観察する場合には，胃壁にプローブを密着させるために，先端を上側にアップさせる動きを行う場合もある．ただし先端を上側にアップしたまま，食道内でプローブを動かすことは，食道損傷や食道裂孔の合併症の危険があるため，禁忌である．

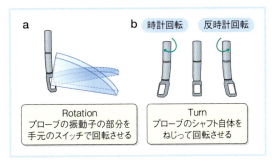

図2 ■ マルチプレーン経食道心エコープローブの動き
a：プローブの振動子は180°回転し，超音波ビームの角度を任意に調整できる．
b：プローブのシャフトをねじって回転させることにより，超音波ビームの方向を調整する．

5 経食道心エコー法で得られる断面

超音波検査士が検査の補助を行う場合，経食道心エコー法の画像の解剖をよく理解していなければならない．最近の超音波検査士の試験問題でも，経食道心エコー法の画像から診断名を問う問題や，解剖が理解できているか，画像の部位を問う問題が多く出題されている．ここでは，画像問題として出題されるマルチプレーンプローブの基本的な各断面の画像について解説する．

ⓐ プローブの位置（高さ）と描出される部位（図3）

門歯から20〜30 cmの上部食道では，上行大動脈や大動脈弓部，主肺動脈などが観察される．門歯から30〜40 cmの中部食道は，プローブの位置や方向（角度）を調整することにより，大動脈弁や両房室弁，心房中隔など広い範囲が観察できるため，経食道心エコー法の観察は同部位での画像が主となる．門歯から40〜50 cmの胃までプローブを挿入し，プローブの先端をアップして胃壁に密着させると，左室の後方から超音波ビームを投入できるため，左室壁運動などを観察するのに有用である．

ⓑ 中部食道から各角度の断面を理解しよう

最も多くの部位を観察できる，中部食道の各角度の断面の解剖を理解することは，経食道心エコー法での画像問題を解くうえで必須となる．

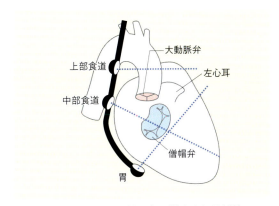

図3 ■ プローブの位置（高さ）と描出される部位
上部食道では，上行大動脈や大動脈弓部，主肺動脈などが観察される．中部食道はプローブの位置や方向（角度）を調整することにより，大動脈弁や両房室弁，心房中隔など広い範囲が観察できる．胃までプローブを挿入した場合は，プローブの先端をアップして胃壁に密着させると，左室の後方から超音波ビームを投入できる．

● 左心系
　左心系では，両心室，大動脈弁，僧帽弁，左心耳の位置関係と各角度の超音波ビームが投入される方向を，短軸像で考えると理解しやすい（図4）．
- 0°：基本となる断面．心尖部四腔断面に相当する断面が描出される．
- 60°：僧帽弁の各交連部が描出される断面．
- 90°：心尖部二腔断面に相当する断面．
- 135°：心尖部長軸断面に相当する断面．

● 右心系
　右心系は，左心系が描出された方向から，プ

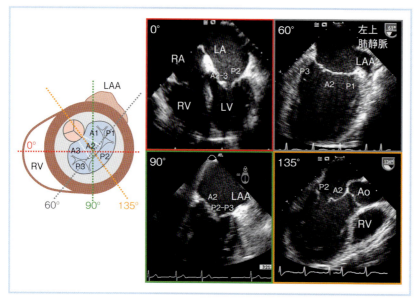

図4 ■ 中部食道からの各角度で描出される断面

0°：基本となる断面．心尖部四腔断面に相当する断面が描出される．
60°：僧帽弁の各交連部が描出される断面．
90°：心尖部二腔断面に相当する断面．
135°：心尖部長軸断面に相当する断面．
左図：僧帽弁の位置は Carpentier の分類で表記した．
LAA：左心耳，A1：前尖前交連側，A2：前尖中央，A3：前尖後交連側，P1：後尖 lateral scallop，P2：後尖 middle scallop，P3：後尖 medial scallop．

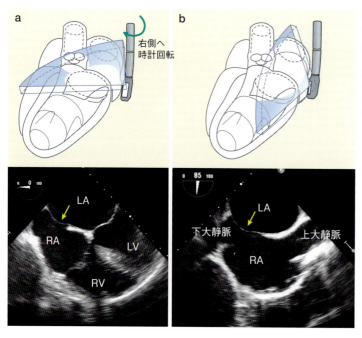

図5 ■ 右心系の観察：心房中隔，上下大動脈の描出

a：0°の断面からプローブを右側へ時計回転させると心房中隔が画面の中央に描出される．
b：振動子（超音波ビーム）を 90〜110°回転すると，心房中隔を中心として，左側に下大静脈，右側に上大静脈が描出される断面となる．心房中隔の中央の卵円窩は筋層がないため，やや薄く描出される（矢印）．

ローブを右側すなわち時計回転させるようにねじると描出される．

● 心房中隔，上下大静脈の描出

0°の断面からプローブを右側へ時計回転させると心房中隔が画面の中央に描出される（図5a）．同部位から振動子（超音波ビーム）を 90〜110°回転すると，心房中隔を中心として，左側に下大静脈，右側に上大静脈が描出される断面となる（図5b）．心房中隔の中央の卵円窩は筋層がないため，やや薄く描出される（図5矢印）．

● 三尖弁の描出

心房中隔，上下大静脈が描出される 90〜110°の断面から深い位置にプローブを挿入すると，三尖弁が描出される（図6）．

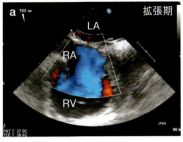
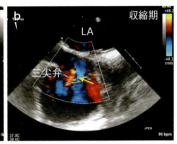

図6 ■ 三尖弁の描出
a：拡張期，b：収縮期．
心房中隔，上下大静脈が描出される90〜110°の断面から深い位置にプローブを挿入すると三尖弁が描出される．

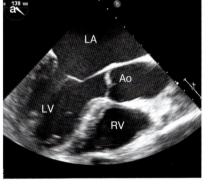
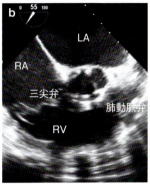

図7 ■ 右室流出路，肺動脈弁の描出
a：135°の大動脈弁が描出される断面からプローブを反時計回転させると，大動脈弁が画面中央となり，上行大動脈が描出される．
b：同部位から振動子の回転を135°の直交方向である45°前後にすると，大動脈短軸像と右室流出路，肺動脈弁が描出される．

● 右室流出路，肺動脈の描出

135°の大動脈弁が描出される断面からプローブを反時計回りにねじると，大動脈弁が画面中央となり，上行大動脈が描出される．そこから振動子の回転を135°の直交方向である45°前後にすると，大動脈短軸像と右室流出路，肺動脈弁が描出される（図7）．さらに60°前後に振動子を回転すると，右室流出路から主肺動脈まで，より明瞭に描出される（図8）．

【試験対策】

実際の症例では，食道と心臓との位置関係で，各断面が描出される振動子の角度は多少のずれが生じる．実際出題される問題では，そのことを念頭に置いて，各部位の解剖的位置関係を認識するようにしよう．

6 経食道心エコー法が有用な疾患

経食道心エコー法が有用な代表的な疾患についての典型的な画像と解剖，描出方法について解説

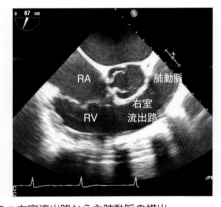

図8 ■ 右室流出路から主肺動脈の描出
60°前後では，右室流出路から主肺動脈までより明瞭に描出される．

する．

a 僧帽弁逸脱の部位診断

僧帽弁は，経食道心エコー法で詳細な観察ができるため，逸脱の部位の同定を詳細に行うことが可能である．

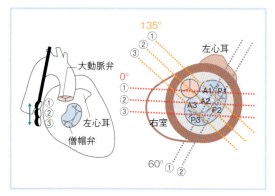

図9■中部食道におけるプローブの高さによる僧帽弁の描出部位の違い

僧帽弁の解剖的部位を食道の位置から見ると，前交連側は浅い位置，後交連側は深い位置にある．このため，それぞれの角度において，浅い位置では前交連側の弁が，深い位置では後交連側の弁が描出される．
右図：僧帽弁の位置は Carpentier の分類で表記した．
A1：前尖前交連側，A2：前尖中央，A3：前尖後交連側，P1：後尖 lateral scallop，P2：後尖 middle scallop，P3：後尖 medial scallop．

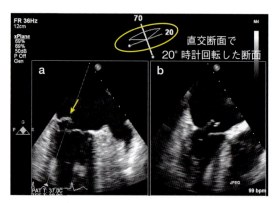

図10■3D対応プローブによる直交断面の同時観察
a：本例は 70°で僧帽弁交連像が観察され，後尖の後交連側の medial scallop（P3）に逸脱がみられた（矢印）．
b：3D対応プローブでは，同部位にカーソルを合わせるだけで，同部位の直交断面が観察可能であるが，同部位を単断面で描出するには，振動子を 90°回転させた後，20°時計回転方向にプローブをねじらなければならない．

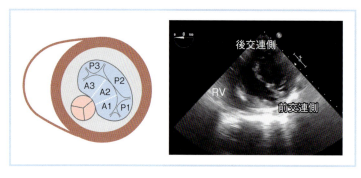

図11■経胃から描出した僧帽弁短軸像

経胃から描出される僧帽弁の短軸像では，深い位置にある後交連側がプローブに近い位置となるため，画面の上側が後交連側，下側が前交連側となる．
左図：僧帽弁の位置は Carpentier の分類で表記した．
A1：前尖前交連側，A2：前尖中央，A3：前尖後交連側，P1：後尖 lateral scallop，P2：後尖 middle scallop，P3：後尖 medial scallop．

●中部食道におけるプローブの挿入位置（高さ）と描出部位の違い（図9）

僧帽弁の解剖的部位を食道の位置から見ると，前交連側は浅い位置，後交連側は深い位置にある．このため，同じ角度の断面でもプローブをやや浅い位置に置いた場合と深い位置に置いた場合で，描出される弁が異なることを理解しておく必要がある．

すなわち高い位置では前交連側の弁を，深い位置では後交連側の弁の詳細を観察する．さらにプローブをねじる（回転させる）操作を加えると，より細かく検索することができるが，最近の3Dプローブでは，任意の位置の直交断面を同時に観察することができるため（図10），プローブをねじる操作を行わなくても，60°前後で僧帽弁交連像の高さのみ合わせれば，それぞれの交連部の直交断面を同時に観察することができ，より簡便に病変部の同定が可能である．

●経胃からの僧帽弁の短軸像および3Dでの僧帽弁画像

経胃から描出される僧帽弁の短軸像では，深い位置にある後交連側がプローブに近い位置となるため，上側が後交連側，下側が前交連側となる（図11）．また，3D画像では外科医が実際の手術時に僧帽弁を観察する方向と同じ，左房から僧帽弁の全体像を観察することができるため，病変部位の情報が外科医に理解されやすい（図12）．さらに逸脱部位は3D画像では，左房側に突出するため，逸

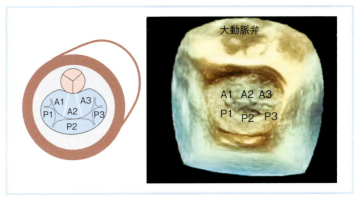

図12 ■ 左房から見た僧帽弁の3D画像
3D画像では外科医が実際の手術時に僧帽弁を観察する方向と同じ，左房から僧帽弁の全体像を観察することができる．なお僧帽弁の解剖の位置関係は経胸壁心エコーの短軸像とは左右逆となり，左側が前交連側，右側が後交連側となる．
僧帽弁の位置はCarpentierの分類で表記した．A1：前尖前交連側，A2：前尖中央，A3：前尖後交連側，P1：後尖 lateral scallop，P2：後尖 middle scallop，P3：後尖 medial scallop．

脱の範囲や部位を認識しやすく，複数の逸脱部位も左房から見た1つの断面で，位置関係を確認できる（図13）．

> **試験対策**
>
> 最近の治療の進歩に伴い，解剖の情報が伝えやすい3D経食道心エコー法が急速に普及している．今後，超音波検査士の試験問題でも，僧帽弁の3D画像に関する問題が出題される可能性は高いと考えられる．

ⓑ 左房内血栓：左心耳の観察

経食道心エコー法では，左心耳が良好に描出されるため，同部位の血栓や解剖を問う問題がよく出題される．左心耳は，60～90°の断面で描出されるが（図14）左心耳内の櫛状筋や，左上肺静脈と左心耳の間にあるクマジン稜を血栓と間違えないように注意する（図15）．

ⓒ 大動脈弁逸脱および疣腫

45°で描出される大動脈弁短軸像では，最も下方の右室側の弁葉が右冠尖，画面の右側の左心耳側の弁葉が左冠尖，画面の左側の左房，右房側の弁葉が無冠尖となる（図16a）．冠動脈はそれぞれ左冠尖から左冠動脈，右冠尖から右冠動脈が分岐する．特に右冠動脈は経胸壁心エコーの短軸像と逆方向の下側に描出される位置関係となることを理解しておく（図16b）．また，大動脈弁に疣腫がみられる例では，大動脈壁や僧帽弁―大動脈弁間線維結合部に感染が波及し，感染性動脈瘤や仮性

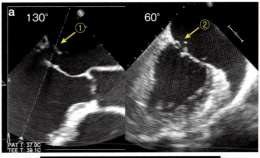

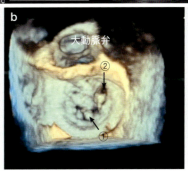

図13 ■ 僧帽弁前尖後交連側（A3）と後尖 middle scallop（P2）の逸脱例
2Dの断面（a）では，130°の断面でP2の逸脱が（①矢印），60°の断面でA3の逸脱（②矢印）が描出されるが，3D画像（b）では，複数の逸脱部位と範囲が左房側に突出する異常像として，1つの断面で認識することができる（矢印）．

瘤を形成することがあるため，同部位の異常所見の有無にも注意する（図17）．

ⓓ 心室中隔欠損

大動脈長軸像および短軸像からやや時計回転して描出される，右室流出路から右室流入路までの部位で，短絡血流を検索する．感染性心内膜炎を

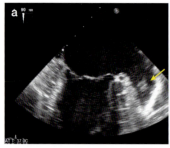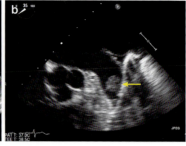

図14 ■ 左心耳内血栓
a：90°の断面で左心耳内に塊状の血栓がみられる（矢印）.
b：左心耳は中食道のやや浅い位置の大動脈弁短軸像が見える40°前後の断面でも描出される. 本例では，35°の断面で左心耳内の塊状血栓が明瞭に描出された（矢印）.

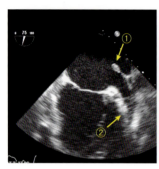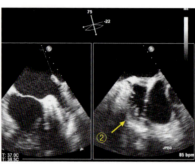

図15 ■ クマジン稜と左心耳内櫛状筋
①矢印：左上肺静脈と左心耳の間にあるクマジン稜.
②矢印：左心耳内櫛状筋.

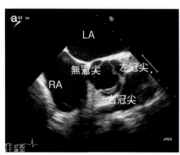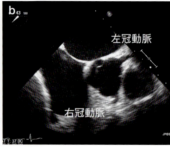

図16 ■ 大動脈弁と冠動脈分岐部
大動脈弁の左心耳側の弁葉が，左冠動脈が分岐する左冠尖. 右室側の弁葉が右冠動脈が分岐する右冠尖. 左房，右房側の弁葉が無冠尖である.

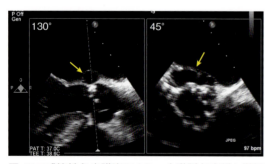

図17 ■ 感染性心内膜炎により，大動脈弁疣腫と僧帽弁-大動脈弁間線維結合部仮性瘤を生じた例
大動脈弁左冠尖に輝度が高い疣腫が付着しており，僧帽弁-大動脈弁間線維結合部には仮性瘤がみられる（矢印）.

合併している例では，欠損孔や，右心系に疣腫が付着していないか，注意深く観察する（図18）.

e 心房中隔欠損

プローブを右方向に時計回転させた90°の心房中隔，上下大静脈が描出される断面で観察する（図19）. 特に，静脈洞型の心房中隔欠損は経食道心エコー法での診断が有用であり，それぞれの静脈壁と心房壁の連続性に注意して観察する（図20）. また，心房中隔欠損に高頻度に合併する部分肺静脈還流異常は，静脈洞型に多い. 還流異常の形式では，右肺静脈が上大静脈へ還流，右肺静脈が下大静脈へ還流，左肺静脈が無名静脈に還流する形式がある.

図18 ■ 感染性心内膜炎による数の疣腫がみられた心室中隔欠損症例

a：130°の断面で疣腫は大動脈弁（①矢印），漏斗部筋層の欠損孔（②矢印），右室壁（③矢印），肺動脈弁（④矢印）と広範囲にみられた．
b：同断面のカラードプラ法で，右室への心室中隔欠損の短絡血流が描出され（矢印），短絡血流を介して感染が広がったと推察された．

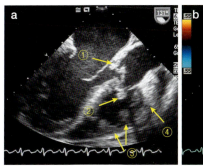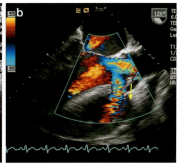

図19 ■ 心房中隔二次孔欠損

a：卵円窩に相当する部位に約2 cmの欠損孔がある（矢印）．
b：カラードプラ法にて，左房から右房へ心房中隔欠損の短絡血流が明瞭に観察される．

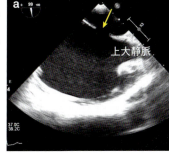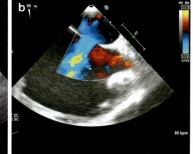

図20 ■ 静脈洞型心房中隔欠損

a：心房中隔の上大静脈側に約3 cmの欠損孔があり（矢印），上大静脈と心房中隔の連続性がなく，静脈洞型心房中隔欠損と判断される．
b：カラードプラ法にて，左房から右房へ心房中隔欠損の短絡血流が明瞭に観察される．右上肺静脈の血流は左房へ還流しており（矢印），肺静脈還流異常はみられない．

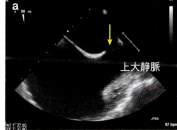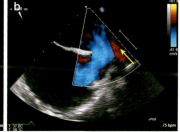

f 大動脈の観察：大動脈壁のプラークや大動脈解離など

上行大動脈～大動脈弓部は上部食道から観察するが，大動脈と食道の間に気管が位置する高さは，気管内の空気により経食道心エコー法では観察できない．大動脈弓部では，脳塞栓症の原因となる可動性のあるプラークの有無に注意する（図21）．下行大動脈は食道の後方を走行するため，プローブを180°回転させ，超音波ビームを背面に向け，0°の短軸像で観察すると，大動脈解離のエントリー部の同定や，偽腔の血栓化の有無などを良好な画像で観察することができる（図22）．ただし，胸部X線写真や胸部CTで瘤状拡大が疑われる

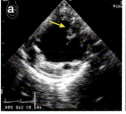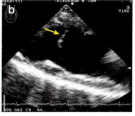

図21 ■ 大動脈弓部にみられた可動性プラーク

a：0°で観察される短軸像，b：90°で観察される長軸像．
両者とも大動脈弓部の血管壁には広範囲にプラークが付着しており，長さ9 mmの可動性に富むプラークも検出された（矢印）．可動性プラークは脳塞栓症などの塞栓源となる危険性が高く，注意を要する重要な所見である．

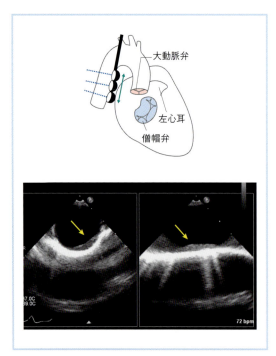

図22 ■ 下行大動脈の描出
下行大動脈は食道の後方を走行するため，プローブを180°回転させ，ビームを背面に向けると描出される．さらに，プローブの高さを変えて，下行大動脈の各レベルを検索する．0°では短軸像，90°では長軸像が観察される．下図は下行大動脈内にみられたプラーク（矢印）．

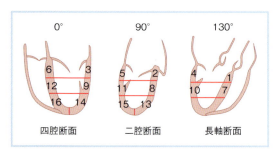

図23 ■ ASEの左室16分画
アメリカ心エコー図学会（ASE）の左室16分画．
1. 前壁中隔基部，2. 前壁基部，3. 側壁基部，4. 後壁基部，5. 下壁基部，6. 中隔基部，7. 前壁中隔中部，8. 前壁中部，9. 側壁中部，10. 後壁中部，11. 下壁中部，12. 中隔中部，13. 前壁心尖部，14. 側壁心尖部，15. 下壁心尖部，16. 中隔心尖部．

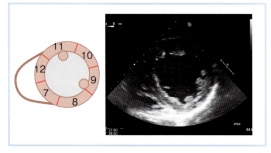

図24 ■ 経胃より描出される左室短軸像
経胃より，0°で左室短軸像が描出される．図は乳頭筋レベルの左室短軸像．
7. 前壁中隔中部，8. 前壁中部，9. 側壁中部，10. 後壁中部，11. 下壁中部，12. 中隔中部．

例では，経食道心エコーのプローブの刺激により，大動脈破裂を招く危険が高く，経食道心エコー法適応の必要性は，慎重に判断される．

ⓖ 左室壁運動異常の評価

左室壁運動異常の部位は，中部食道では，0°を心尖部四腔断面，130°を心尖部長軸断面，90°を心尖部二腔断面に相当する部位とし，アメリカ心エコー図学会（ASE）の左室16分画に沿って評価する（図23）[2]．経胃では，0°で左室短軸像が観察されるため，各部位の壁運動異常を検出しやすい（図24）．

● 文　献
1) 日本循環器学会．循環器病の診断と治療に関するガイドライン：循環器超音波検査の適応と判読ガイドライン（2010年改訂版）http://www.j-circ.or.jp/guideline/pdf/JCS2010yoshida.h.pdf（2016年9月閲覧）
2) Schiller, et al : Recommendations for quantitation of the left ventricle by two-dimensional echocardiography. American Society of Echocardiography Committee on Standards, Subcommittee on Quantitation of Two-Dimensional Echocardiograms. J Am Soc Echocardiogr 2 : 358-367, 1989.
3) Kanagala, P et al : Guidelines for transoesophageal echocardiographic probe cleaning and disinfection from the British Society of Echocardiography. Eur J Echocardiogr 12 : i17-23, 2011

（水上尚子）

例題1

経食道心エコー法について正しいのはどれか．

(1) 検査施行前は絶食だが，炭酸や糖分の入っていない飲料水は摂取可能である．
(2) 検査時の苦痛がないように，鎮静剤で完全に眠った状態で検査を施行することが望ましい．
(3) 経食道心エコー法では，プローブを食道壁や胃壁に密着させて画像を描出している．
(4) プローブの位置（高さ）を移動させるときは，プローブの先端が屈曲していないことを確認する．
(5) プローブカバーを使用した場合は，検査後の消毒は行う必要がない．

a (1), (2)　b (1), (5)　c (2), (3)　d (3), (4)　e (4), (5)

解説
(1) 誤り．検査前は，嘔吐による誤飲を防ぐため絶飲絶食である．
(2) 誤り．経食道心エコーのプローブは胃カメラと異なり，挿入部位置が確認できないため，なるべく被検者の嚥下運動を利用して挿入するほうが安全に施行できる．
(3) 正しい．プローブを食道壁や胃壁に密着させなければ，良好な画像は得られない．
(4) 正しい．プローブの先端が屈曲したまま，食道内を上下に動かすと，食道損傷や食道裂孔の合併症の危険があるため，禁忌である．
(5) 誤り．プローブカバーの破損などによる感染の危険を回避するため，消毒を行うことが推奨されている[3]．

解答 d

例題2

強い収縮期雑音が聴取された，40歳女性．写真は経食道心エコー図である．
正しいのはどれか．

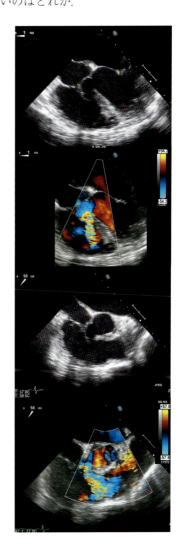

(1) Kirklin Ⅰ型の心室中隔欠損を認める．
(2) 高度三尖弁逆流を認める．
(3) 右室は容量負荷により，拡大している．
(4) 膜性中隔瘤を認める．
(5) カラードプラ法で左室から右室への短絡血流がみられる．

a (1), (2)　b (1), (5)　c (2), (3)　d (3), (4)　e (4), (5)

解説 写真上の0°の画像で膜性中隔瘤とその先端に心室中隔の血流が明瞭に描出されている．写真下の56°では，右室流出路に短絡はなく，KirklinⅠ型の心室中隔欠損ではない．また，心室中隔欠損では，通常左室容量負荷となるが，本例でも0°の四腔断面で右室の拡大はみられない．

解答 e

例題3

50歳男性．写真は経食道心エコー図である．正しいのはどれか．

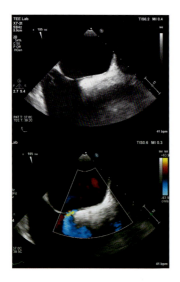

(1) 静脈洞型の心房中隔欠損がみられる．
(2) 右房から左房への短絡血流がみられる．
(3) 下大静脈側に静脈弁遺残が疑われる．
(4) 出生時に閉鎖する卵円窩に間隙がみられる．
(5) 本例では，脳塞栓症発症の危険性がある．

a (1), (2), (3)　b (1), (2), (5)　c (1), (4), (5)
d (2), (3), (4)　e (3), (4), (5)

解説 卵円窩に間隙があり，卵円孔開存による短絡血流が観察される．卵円孔開存では，奇異性血栓による脳塞栓症発症の危険性がある．また，下大静脈側に静脈弁遺残を疑う紐状エコーがみられる．

解答 e

心臓腫瘍

1 心臓腫瘍の疫学

心臓腫瘍には大きく分けて原発性と転移性がある。頻度は、心膜病変を含めると転移性心臓腫瘍が圧倒的に多く、悪性腫瘍患者の剖検例において7.1％（2.7～14％）、全剖検例の2.3％（0.7～3.5％）と報告されている[1]。一方、原発性心臓腫瘍の頻度はまれで、全剖検例の0.02％と報告されておりそのうち約75％が良性である。成人では良性腫瘍の約50％が心臓粘液腫であるが、小児においては横紋筋肉腫が最も多く40～60％で、粘液腫はわずか2～4％を占めるのみである[2]。原発性心臓腫瘍の約25％が悪性である。このうちの半数以上は肉腫で、そのほか悪性中皮腫、悪性リンパ腫などがある。

2 心臓腫瘍の判読ポイント

心臓腫瘍を発見した場合には、その局在（心筋/心腔内/心膜）、腫瘍サイズ、付着部位、有茎性か広基性か、腫瘍の内部エコー性状、腫瘍の形態などを評価する必要がある。比較的頻度の多い心臓粘液腫、乳頭状線維弾性腫、転移性心臓腫瘍、癌性心膜炎、頻度はまれであるが悪性の原発性心臓腫瘍について解説する。

ⓐ 心臓粘液腫

心臓粘液腫 cardiac myxoma の好発年齢は、60～70代で、男女比は2：3と女性に多い傾向がある。心臓粘液腫の80％以上が左房内に発生し（図1a）、10％程度が右房内で、心室内の発生は1～2％程度

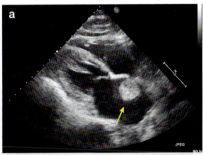
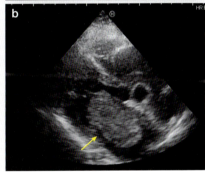

図1 ■ 左房粘液腫
a, bともに心房中隔卵円窩付近に付着している（矢印）。aは類円形で表面平滑、内部エコーも比較的均一である。bはサイズが大きく、拡張期に僧帽弁へ陥入しており、僧帽弁狭窄症様の血行動態を呈す。また、表面不整で凹凸があり、内部エコーもaと比較して不均一である。

である。左房内の発生もそのほとんどが心房中隔の卵円窩付近で、心房中隔以外の左房壁から発生することはまれである。頻度は高くないが、粘液腫は複数の場所（左房と右房、左房と左室など）に認めることもあり、注意が必要である（図2）。経胸壁心エコー図では、茎の付着部の描出が不明瞭な場合もあり、腫瘍の詳細な観察には経食道心エコー図が有用である。

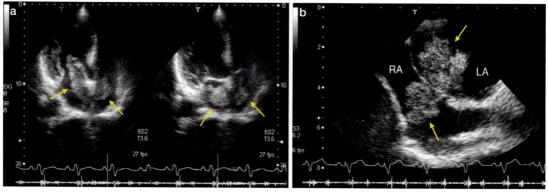

図2■両心房粘液腫
a：経胸壁心エコー図，b：経食道心エコー図．両心房内に粘液腫を認める（矢印）．aでは，拡張期に一部僧帽弁へ陥入している．bでは，心房中隔卵円窩を介して粘液腫が左房内と右房内にみられる．

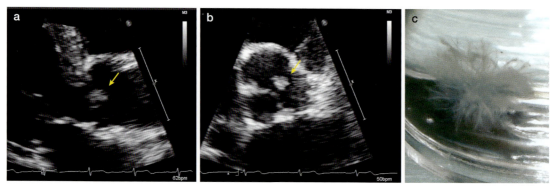

図3■乳頭状線維弾性腫
大動脈弁に発生した乳頭状線維弾性腫．a：長軸像，b：短軸像．大動脈弁右冠尖に付着しており，拡張期（大動脈弁閉鎖時）には大動脈側に観察される（矢印）．類円形でいかにも軟らかそうな腫瘤像である．c：摘出標本．生理食塩水に浸けると，イソギンチャク様の特徴的な形態を呈す．

また，左房粘液腫でサイズが大きいものは，拡張期に僧帽弁に陥入することで，僧帽弁狭窄症様の血行動態を呈し，発見の契機となることもある（図1b）．心臓粘液腫で腫瘍が脆弱なものでは，塞栓症を引き起こすことがあり，心原性脳梗塞の原因として血栓だけでなく，粘液腫のような心臓腫瘍も鑑別に入れる必要がある．粘液腫では，インターロイキン-6（IL-6）などの炎症性サイトカインを産生することも知られており，これらのサイトカインによる症状が出現する場合もある．

b 乳頭状線維弾性腫

乳頭状線維弾性腫papillary fibroelastomaは，心内膜由来の心臓原発良性腫瘍で，粘液腫に次いで多いとされており，その80％以上は弁膜から発生する．弁膜の中でも大動脈弁が最も多く，腫瘍径が20 mm以下の小病変が大部分である（図3a, b）．通常，無症状で経過し他疾患の術前検査時や剖検時などに偶然発見されることが多いが，塞栓症を契機に発見されることもあり，塞栓症のリスクとなることも踏まえて治療方法を考える必要がある．
心エコー図上の特徴は，有茎性で頭部は球形あるいは楕円球で，辺縁に斑点状の毛羽立ちがみられることが多い．摘出標本を生理食塩水に浸けると，いかにもイソギンチャク様の形態を示すことが特徴的である（図3c）．心エコー図でも軟らかい腫瘤像として描出される．

図4■転移性心臓腫瘍1
巨大肝細胞癌（a）からの下大静脈腫瘍栓および右房内進展（b）．下大静脈を経由して右房内に腫瘤が進展している（矢印）．

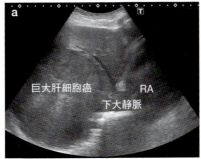
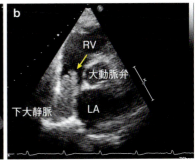

図5■転移性心臓腫瘍2
右腎癌からの転移性心臓腫瘍．a：左室長軸像，b：大動脈弁レベル短軸像．右室流出路に塊状の腫瘍像を認める．内部エコーは心筋より低輝度である．右室流出路は腫瘍により狭窄をきたしている．

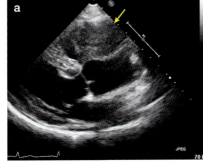
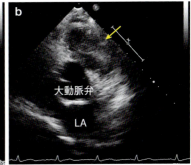

c 転移性心臓腫瘍

転移性心臓腫瘍 metastatic cardiac tumor は心臓腫瘍の中では最も頻度が高く，原発性心臓腫瘍の20～40倍の頻度でみられる．全悪性腫瘍の10～20％が心臓へ転移するといわれている．転移性心臓腫瘍の原発巣として頻度が高い腫瘍は，肺癌，血液悪性腫瘍（リンパ腫・白血病），乳癌，悪性黒色腫であり，直接浸潤，リンパ行性転移，血行性転移のいずれも心臓への転移経路として考えられる．また，肝細胞癌や腎細胞癌では，下大静脈を経由して右房内へ進展する場合もある（図4）．一般的に予後は不良である．

転移性心臓腫瘍の心エコー図は多彩であり，決まった特徴的な所見はない．心腔内に腫瘍像として確認できるもの（図5）から，心筋内に腫瘍像を形成するもの（図6）など，さまざまである．心腔内転移の腫瘍性状も塊状のものから分葉状のものも，表面平滑なものから不整なものまで多彩である．血流も原発巣に由来し，高血流腫瘍ではカラードプラ法で腫瘍内部に血流シグナルを認めることもあるが，低血流腫瘍では血流シグナルは通常確認できない．

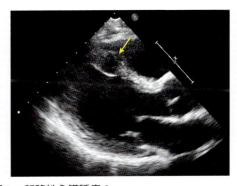

図6■転移性心臓腫瘍3
肺の多発平滑筋肉腫からの心筋転移．心室中隔に類円形の極低エコー腫瘤を認める（矢印）．

d 癌性心膜炎

癌性心膜炎は，心エコー図において播種した転移巣を腫瘍像として認めることは少なく，心膜液貯留が重要な所見となる．心膜への転移を示す原発巣としては，肺癌が最も多く，そのほか，乳癌，食道癌，悪性黒色腫，血液悪性腫瘍などがある．心膜への腫瘍の転移機序として縦隔リンパ節転移からの逆行性転移が最も重要で，リンパ流が閉塞されて心膜液が貯留し，この経路で心膜へ転移播

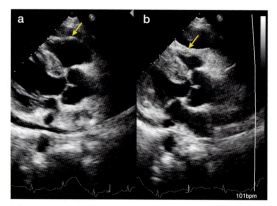

図7 ■ 癌性心膜炎
a：拡張末期，b：拡張早期．
肺癌からの癌性心膜炎．全周性に中等量の心膜液貯留を認める．右室自由壁は拡張早期に虚脱しており(b)，心タンポナーデを疑う．

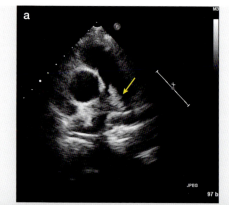

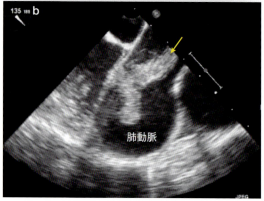

図8 ■ 肺動脈原発血管内膜肉腫
a：経胸壁心エコー図の大動脈弁短軸像で肺動脈内に腫瘤像が観察される（矢印）．b：経食道心エコー図の大動脈弁レベル（135°）で，肺動脈壁に広基性に付着しており（矢印），比較的高輝度な腫瘤像を認める．いずれの断面でも表面不整で，内部も不均一である．

種した癌により滲出液が産生され，さらに心膜液貯留が起こる．癌性心膜炎では，比較的少量の心膜液貯留であっても心タンポナーデをきたすことがある（図7）．心タンポナーデに対しては，心嚢ドレナージが有効である．この場合，大部分の症例において心膜液の性状は血性である．

e 悪性の原発性心臓腫瘍

原発性心臓腫瘍のうち約25％が悪性である．組織型として，肉腫，悪性中皮腫，悪性リンパ腫が大部分を占める．その中でも50％以上を肉腫が占める．成人例では，血管肉腫が最も多く，小児では横紋筋肉腫が多い．悪性中皮腫は比較的若年成人に発症することが多い．肉腫，悪性リンパ腫は右心系が好発部位であるが，肺動脈内に発生する肉腫もある（図8）．悪性リンパ腫の一部を除いて，いずれの腫瘍も切除，化学療法，放射線療法による効果は乏しく，極めて予後不良である．

肉腫は非上皮性悪性腫瘍で，心エコー図における特徴は組織型により異なり，比較的辺縁が明瞭で平滑なものから，粘液腫様に見えるものや，分葉状に発育するものなど多彩である．

3 まとめ

心エコー図で心腔内に腫瘤像を認めた場合，常に血栓か腫瘍かが鑑別に挙がる．腫瘍である場合は腫瘍の形態，内部エコー性状，付着部位，有茎性か広基性か，血流情報などをもとに鑑別を進めていく必要がある．しかし心エコー図だけでは鑑別できないことが多く，CTやMRI，PETなどほかのモダリティーと併せて評価することが重要である．

● 文　献
1) Al-Mamgani, A et al : Cardiac metastases. Int J Clin Oncol 13 : 369-372, 2008
2) Uzun, O et al : Cardiac tumours in children. Orphanet J Rare 2 : 11, 2007

● 参考文献
3) 天野　純ほか（編）：心臓腫瘍学，南山堂，東京，2011

（西尾　進）

例題1

心臓腫瘍について正しいのはどれか．2つ選べ．

a 下大静脈腫瘍栓は，大腸癌できたしやすい．
b 粘液腫は良性腫瘍であり，無症状であれば摘出手術の適応はない．
c 心臓原発の悪性腫瘍では，肉腫が最も頻度が高い．
d 心臓原発腫瘍の多くは良性であり，脂肪腫が最も多い．
e 乳頭状線維弾性腫の好発部位は大動脈弁である．

解説 下大静脈腫瘍栓または右房内進展をきたす腫瘍として，肝細胞癌と腎細胞癌の頻度が高く，大腸癌が下大静脈に進展することは極めてまれである．粘液腫を含む心臓腫瘍は無症状で経過することが多いが，発見され次第手術による摘出が望ましい．心臓原発性良性腫瘍では粘液腫が最も多い．

解答 c, e

例題2

心臓腫瘍で最も頻度が高いものはどれか．

a 粘液腫
b 乳頭状線維弾性腫
c 転移性心臓腫瘍
d 悪性リンパ腫
e 血管肉腫

解説 心臓腫瘍で最も頻度が高いのは転移性悪性腫瘍で，原発性心臓腫瘍の20倍以上とされている．原発性心臓腫瘍の3/4は良性でその半数以上が粘液腫である．残りの1/4が悪性腫瘍で，その半数以上が肉腫である．

解答 c

索 引

欧文索引

16分画モデル　48, 123
17分画モデル　48
2Dスペックルトラッキング法　50

A

a'　107
AAE　21
accessory chamber　97
ACサイン　65
akinesis　47
aneurysm　47
ASD　85
ATP　58
ATP負荷　118, 121
AVA　15

B

blow-out type　52

C

cardiac myxoma　141
cardiac output（CO）　103
Carpentier classification　5
CFR　60
cleft　95
CoA　97
coa triatriatum　97
coaptation distance　8
collapse sign　73
compliance　107
C-TGA　95

D

DcT　105
DeBakey分類　67
diastolic collapse　53
D-shape　43, 110
Duke診断基準　32
dyskinesis　47

E

e'　107
E/A　105
Ebstein奇形　43, 95
eccentricity index　110
E/e'　106, 107
Eisenmenger　86
ejection time（ET）　104, 111
ELCo　17
entry　65
EOA（有効弁口面積）　17
ERO（有効逆流弁口面積）　8, 11, 13, 25, 26
EVAR　66

F

flail leaflet　8
flail mitral leaflet　53
flow rate　11, 25
Follot四徴　93
Frank-Starlingの法則　102
%FS　102

G

GOA　17
granular sparkling　78

H

HFmrEF　102
HFpEF　102
HFrEF　102
HOCM　76
hypokinesis　47

I

ICT/ET　111
incomplete AVSD　95
IRT/ET　111
isovolumic contraction time（ICT）　111
isovolumic relaxation time（IRT）　111

K

Kirklinの分類　46, 87

L

LA myxoma　4
LAVI（LAV index）　104
left atrial volume（LAV）　104
left ventricular thrombus　56
Leriche症候群　68

LVEDV 101
LVEF 101
LVESV 101
LV-RA communication 88
L波 105

M

McConnell徴候 111
metastatic cardiac tumor 143
modified Simpson法 101
MVA 2
myocardial hibernation 49, 123
myocardial stunning 49, 123

N

no-reflow現象 60
normokinesis 47

O

oozing rupture type 53

P

papillary fibroelastoma 32, 142
papirally muscle rupture 53
PAPVC 85, 86
PDA 91
peak gradient 19
peak to peak gradient 19
peak dP/dt 103
PEP/ET 104
pericarditis 54
PHT法 2
PISA法 11, 25
PLSVC 86
post-ischemic diastolic stunning 50
post-systolic shortening（PSS）

50
pouch状 88, 95
preejection period（PEP） 104
pressure recovery 17
pseudoaneurysm 55
PSL 88
PTMC 2
pulmonary hypertension（PH） 109
PVA 105
PVAd 105
PVF 105

Q

Qp/Qs 93

R

raphe 15, 21
RAR 68
RCCH 88
RCCP 88
re-entry 65
relaxation 107
RF（逆流率） 13, 26
right ventricular infarction 57
RV（逆流量） 8, 11, 13, 25, 26
RVFAC 107

S

SAM 76
scar 49
S/D 105
septal bounce 74
Soto分類 87
sphericity index 79
spontaneous echo contrast 51
Stanford A型 42
Stanford分類 67

stiffness 107
subepicardial aneurysm 56
systolic collapse 53
S字状中隔（sigmoid septum） 77, 105

T

TAPSE 108
tardokinesis 50
TEE 129
Tei index 111
tenting area 8
tethering 8, 52
TMF 105
to and fro 55
TOF 93
true ventricular aneurysm 54
TVA 28
TVI比 18

U

unroofed coronary sinus 86

V

Valsalva rupture 90
Valsalva負荷 105
vena contracta 24
viability 49, 123
volumetric法 12, 26
VSD 87

W

WMSI（wall motion score index） 47, 48
Wilkinsのエコースコア 2

和文索引

あ
悪性中皮腫　144
悪性リンパ腫　144
圧回復　17
アデノシン三リン酸ナトリウム　58

い
遺残交通　14
イソギンチャク様　142

う
右室拡張末期径　109
右室梗塞　57
右室面積変化率　107

え
エルゴメータ負荷　116, 117
エントリー　137

か
解剖学的右室　96
解剖学的弁口面積　17
解離　65
拡張運動遅延　50
拡張型心筋症　79
拡張期逆行波　24
拡張期虚脱　53
拡張早期僧帽弁輪運動速度　107
仮性心室瘤　55
仮性瘤　65
下壁梗塞　49
間欠性跛行　69
冠血流予備能　60
冠静脈洞型ASD　86
癌性心膜炎　143

感染性心内膜炎　31, 136
感染性心内膜炎の合併症　33
冠動脈血流　57
冠動脈血流波形の評価　59
冠動脈バイパス術後のグラフト評価　60
冠動脈瘻　91

き
奇異性運動　85
奇異性収縮　47
キシロカイン®　130
偽正常化　105
気絶心筋　49, 123
機能性僧帽弁逆流　52
逆流率（RF）　13, 26
逆流量（RV）　8, 11, 13, 25, 26
胸水　73
局所壁運動異常　47

く
駆出後収縮運動　50
駆出時間　104, 111
クマジン稜　135

け
経食道心エコー　129
腱索断裂　6, 32

こ
コアグラタンポナーデ　53
拘束型　105
後壁梗塞　49

さ
再灌流治療後　50
鎖骨下動脈狭窄　69

左室―右室間圧較差　90
左室―大動脈間最大圧較差　18
左室16分画　138
左室拡張機能評価　104
左室拡張能　107
左室拡張末期圧　108
左室駆出率　101
左室弛緩　107
左室自由壁破裂　52
左室緻密化障害　81
左室内径短縮率　102
左室内血栓　56
左室流入血流速波形　105
左心耳　135
左心耳内血栓　136
左房―左室間平均圧較差　4
左房内血栓　135
左房粘液腫　4, 141
左房容積　104
左房容積係数　104
三心房心　97
三尖弁逆流　28
三尖弁逆流の重症度評価　29
三尖弁狭窄　28
三尖弁狭窄の重症度評価　28
三尖弁口面積　28
三尖弁輪収縮期移動距離　108

し
弛緩障害　105
櫛状筋　135, 136
ジピリダモール負荷　118, 121
縦隔リンパ節転移　143
収縮期圧較差　125
収縮期右室圧　108
収縮期虚脱　53
収縮期肺動脈圧　108
収縮性心膜炎　74
収縮遅延　50
修正大血管転位　95
出血性解離型　53

上行大動脈解離 42
静脈洞型ASD 85, 136
食道裂孔 131
心Fabry病 78
心アミロイドーシス 78
心外膜下心室瘤 56
心機能 101
心筋梗塞に伴う合併症 51
心筋バイアビリティ 49, 115, 123
シングルプレーン 130
心サルコイドーシス 81
心室中隔欠損 46, 87, 135
心室中隔穿孔 53, 55
心室瘤 54
侵襲的検査 130
真性心室瘤 54
心尖部肥大型心筋症 78
心臓粘液腫 141
心タンポナーデ 52, 73
腎動脈狭窄 68, 69
心拍出量 103
心房収縮期僧帽弁輪運動速度 107
心房中隔 132
心房中隔欠損 85, 136
心膜液 73
心膜炎 50, 54

す

推定右室圧 29

せ

全拡張期逆行性血流 92
前駆出期 104
穿孔性破裂型 52
前壁中隔梗塞 49

そ

総頸動脈狭窄症 69
僧帽弁逸脱 133
僧帽弁逸脱部位の同定 6
僧帽弁逆流の重症度評価 8
僧帽弁狭窄症 1

僧帽弁狭窄症の重症度評価 2
僧帽弁口面積 2, 124
僧帽弁の裂隙 95
僧帽弁膜症 124
僧帽弁輪運動速度波形 106

た

対角枝 50
代償性運動 47
大動脈炎症候群 68
大動脈解離 65, 67, 137
大動脈騎乗 93
大動脈狭窄症 68
大動脈縮窄 97
大動脈二尖弁 98
大動脈弁逸脱 22, 135
大動脈弁逆流 21
大動脈弁逆流の重症度評価 22
大動脈弁逆流の重症度分類 27
大動脈弁狭窄症 13, 15, 125
大動脈弁口面積 15, 125
大動脈弁通過最高血流速度 18
大動脈弁二尖弁 14, 21
大動脈弁輪拡張 21, 67
大動脈瘤 65
高安動脈炎 68, 69
たこつぼ心筋症 50, 82

て

低収縮 47
転移性心臓腫瘍 143

と

動脈管開存 91
動脈硬化性僧帽弁狭窄 1
冬眠心筋 49, 123
等容性拡張時間 111
等容性収縮時間 111
ドーミング 1
ドブタミン 49
ドブタミン負荷 117, 121
トレース法 2, 15

トレッドミル運動負荷 116

な

内臓心房位 96

に

肉腫 144
二次孔欠損 85
二次性僧帽弁逆流 8
乳頭筋機能不全 52
乳頭筋断裂 53
乳頭状線維弾性腫 32, 142

の

嚢状瘤 65

は

肺癌 143
肺高血圧症 109
肺静脈血流速度波形 105
肺体血流比 93
バイプレーン 130
瘢痕化 49
半定量的評価 10, 22
ハンドグリップ負荷 116, 117

ひ

肥大型心筋症 75
左回旋枝 50
左冠動脈前下行枝 49
左内胸動脈 60
ピンクファロー 93

ふ

負荷心エコー 115
不完全型房室中隔欠損 95
副室 97
腹部大動脈狭窄 69
プラニメトリ法 2, 15

へ

平均肺動脈圧　111
閉塞性肥大型心筋症　76
壁運動の半定量評価法　48

ほ

紡錘状瘤　65

ま

マルチプレーン　130
マントルサイン　65

み

右胃大網動脈　61

右冠動脈後下行枝　50
右大動脈弓　94
右内胸動脈　61

む

無収縮　47

も

もやもやエコー　51

や

薬物負荷心エコー　116

ゆ

有効逆流弁口面積（ERO）　8, 11, 13, 25, 26
有効弁口面積（EOA）　17
疣腫　31, 136

よ

予備能　115

ら

ランブル疣贅　32

り

リウマチ性僧帽弁狭窄　1
瘤状　47

検印省略

判読力を高める！
循環器超音波検査士への最短コース

定価（本体 4,800円＋税）

2017年1月15日　第1版　第1刷発行	
2022年1月14日　　同　　第4刷発行	

監修者　中谷　敏（なかたに　さとし）
編　者　仲宗根　出（なかそね　いずる）
発行者　浅井　麻紀
発行所　株式会社 文光堂
　　　　〒113-0033　東京都文京区本郷7-2-7
　　　　TEL（03）3813-5478（営業）
　　　　　　（03）3813-5411（編集）

Ⓒ中谷　敏・仲宗根　出, 2017　　　　　印刷・製本：公和図書

ISBN978-4-8306-3752-0　　　　　　　　　　　Printed in Japan

・本書の複製権，翻訳権・翻案権，上映権，譲渡権，公衆送信権（送信可能化権を含む），二次的著作物の利用に関する原著作者の権利は，株式会社文光堂が保有します．
・本書を無断で複製する行為（コピー，スキャン，デジタルデータ化など）は，私的使用のための複製など著作権法上の限られた例外を除き禁じられています．大学，病院，企業などにおいて，業務上使用する目的で上記の行為を行うことは，使用範囲が内部に限られるものであっても私的使用には該当せず，違法です．また私的使用に該当する場合であっても，代行業者等の第三者に依頼して上記の行為を行うことは違法となります．
・JCOPY〈出版者著作権管理機構　委託出版物〉
本書を複製される場合は，そのつど事前に出版者著作権管理機構（電話 03-5244-5088，FAX 03-5244-5089，e-mail：info@jcopy.or.jp）の許諾を得てください．